平凡社新書
946

ドキュメント武漢

新型コロナウイルス
封鎖都市で何が起きていたか

早川真
HAYAKAWA MAKOTO

HEIBONSHA

ドキュメント武漢●目次

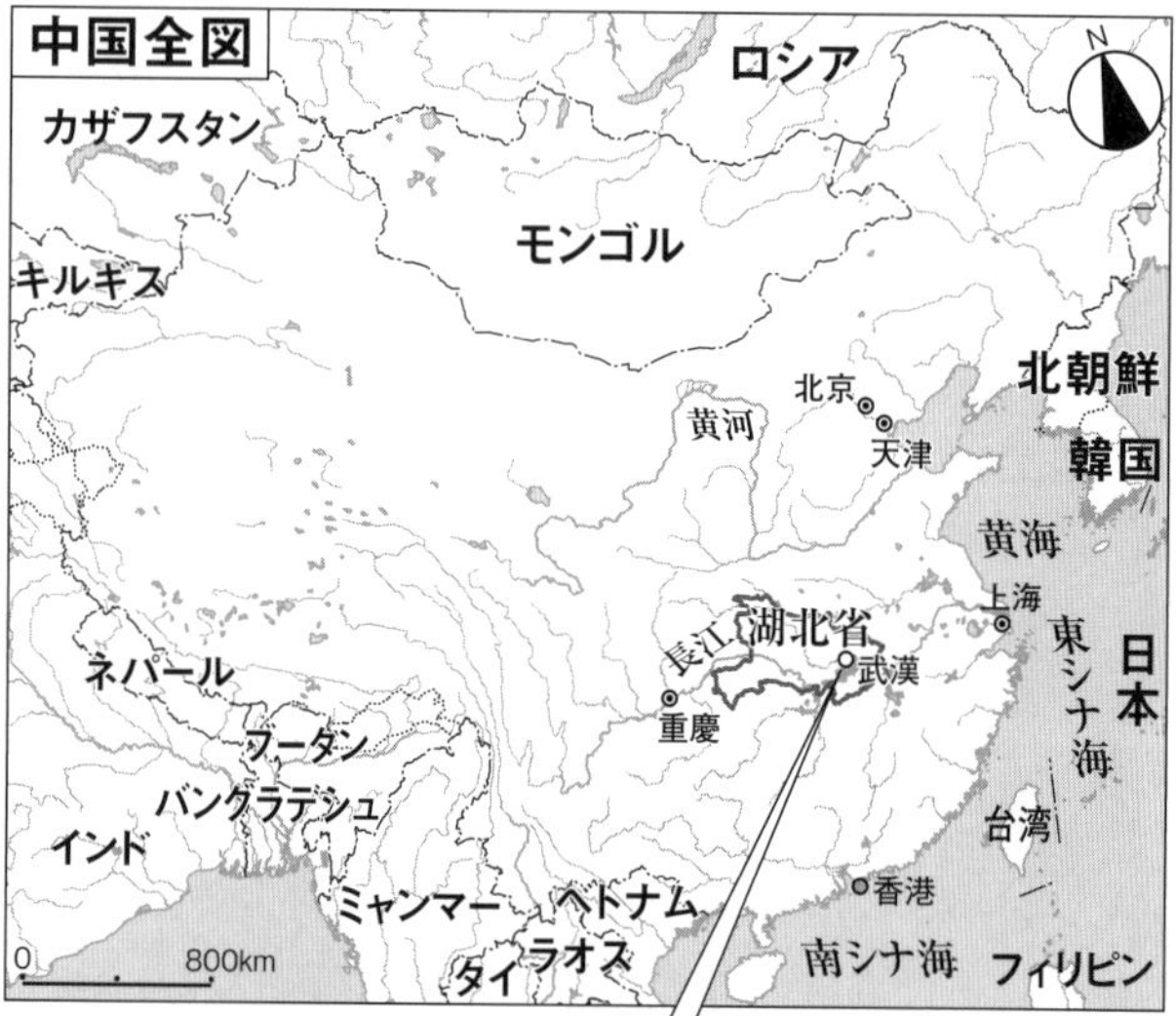
中国全図
ロシア
カザフスタン
モンゴル
キルギス
北朝鮮
北京
天津
黄河
韓国
黄海
上海
長江
湖北省
武漢
東シナ海
日本
重慶
ネパール
ブータン
バングラデシュ
インド
台湾
香港
ミャンマー
ベトナム
タイ
ラオス
南シナ海
フィリピン
0
800km
N

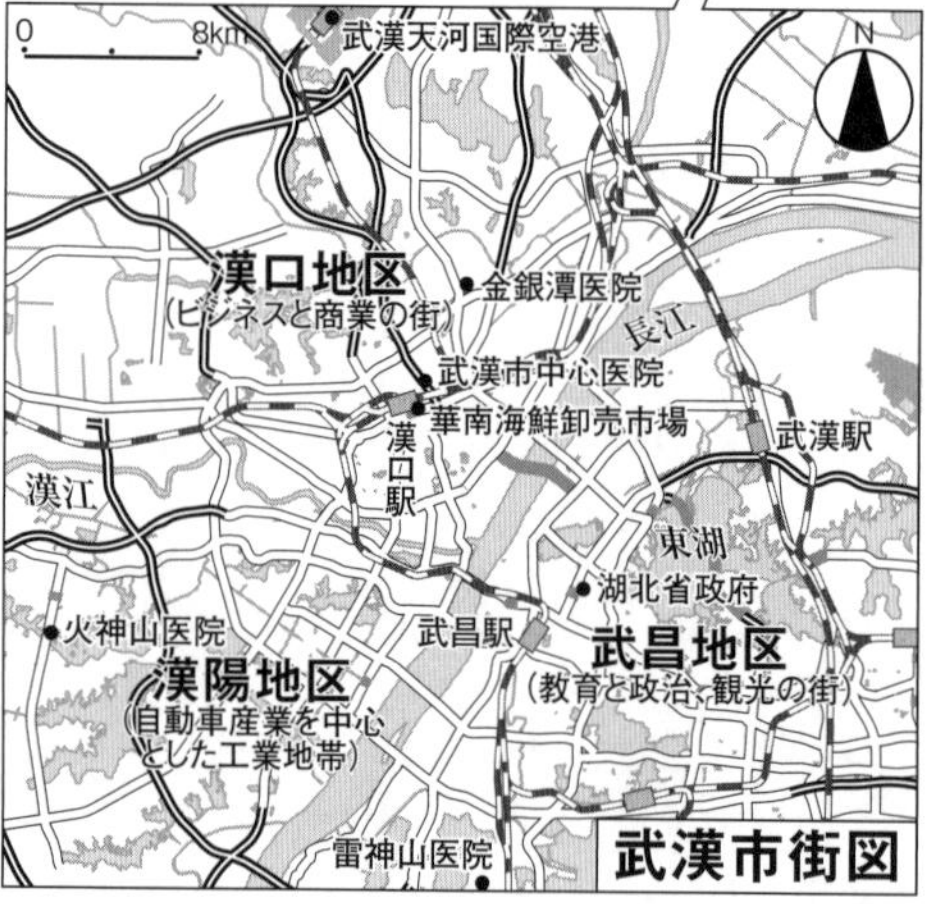
0
8km
武漢天河国際空港
N
漢口地区
（ビジネスと商業の街）
金銀潭医院
長江
武漢市中心医院
華南海鮮卸売市場
漢口駅
武漢駅
漢江
東湖
湖北省政府
火神山医院
武昌駅
武昌地区
（教育と政治、観光の街）
漢陽地区
（自動車産業を中心とした工業地帯）
雷神山医院
武漢市街図

プロローグ

　会社の同僚からの電話でたたき起こされた。二〇二〇年一月二十三日未明のことだ。「武漢から出る交通がストップするって、中国メディアが報じているんですが」。そんな内容だった。

　最近騒がれている新型コロナウイルス感染症と関係があるのは間違いない。すぐに電話を切ってスマートフォンのニュースアプリで確認する。中国の国営メディアが、湖北省武漢市の当局による通告を流していた。「一月二十三日午前十時から、全市内のバス、地下鉄、渡し船、長距離バスの運行を止める。特殊な事情がない場合、市民は武漢を離れてはならない。空港と駅では武漢を離れるルートを閉鎖する」。わずか数行の通告だった。

深呼吸して何度か読み返す。「ウイルスの感染を断ち切り、断固として蔓延《まんえん》を抑え込む」とも書いてある。この時点では新型ウイルスの感染者はまだほとんど武漢に集中していた。世界中に広がったのはもう少し後のことだ。市民を武漢に閉じ込め、他の地域への感染拡大を防ぐということなのか。しかし武漢といえば人口一千万人を超える巨大都市だ。東京でいえば二十三区をまるごと閉じるようなものだ。そんなことができるのだろうか。しかもあと数時間だ。眠気が吹き飛んだ。

私が勤めている共同通信社という報道機関は二十四時間体制で国内外のメディアにニュース記事を配信している。「武漢を閉鎖する」といわれてもいまひとつイメージが湧かないが、ともかくこれは大きなニュースだ。早く東京の本社に記事を送らなければならない。私は急いでパソコンを開いてまず短い速報を送り、記事を書き始めた。

武漢はどんな様子なのだろう。中国の短文投稿サイト「微博《ウエイボー》」を開くと、まだ午前三時だというのに、「封城」という言葉が飛び交っていた。「城」は中国語で「都市」を示す。つまり「都市封鎖」ということだ。「高速鉄道や飛行機は全部止まるの？」「市内の水道や電気は止まらないのか」「車なら出られるかもしれない」「大学に戻れなくなる」といった投稿が続いている。

　夜が明けて武漢市中心部の漢口駅の駅前広場では、地元メディアが封鎖の瞬間を伝えようと実況中継を始めた。北京や上海、広東省広州など、各地に向かう高速鉄道が発着するターミナル駅だ。封鎖される午前十時より前に出発する列車に乗り込もうと、キャリーバッグを転がしながら駆けつけた人たち。子どもを連れて「午後の列車の切符しか持っていないから駅に入れない」と困惑する母親。脱出する手段を検索しているのか、しきりにスマートフォンをのぞき込んでうろうろしている人もいる。駅の入場口に設置された大きなスクリーンに、数時間前に発表されたばかりの市の通知が表示されている。

　午前十時になった。黒いマスクを着けた武装警察（武警）の隊員らが現れ、駅舎の入り口を鉄柵でふさぎ、横一列になって威嚇するように警備を始めた。武警は通常の警察とは違って軍と同じ指揮系統に属している。暴動の鎮圧やテロ対策が任務だ。歯向かうことなどできない。巨大都市の封鎖という前代未聞の措置に踏み切った、当局の強い姿勢がうかがわれた。

武漢市郊外にある「武漢天河《てんか》国際空港」でも出発便が相次ぎ欠航となった。欧州や米国、東京、大阪などへの路線もある巨大空港だ。市内のバスや地下鉄、長江の渡し船もストップし、タクシーの営業も制限された。武漢から外に向かう高速道路の入り口には、マスクを着けた多数の警察官と警察車両が並び、脱出しようとする車に引き返すよう命じた。突然打ち出された都市封鎖はいつまで続くのか。武漢市の通告は、「復旧の時期は別に通告する」と言及しただけだった。

「マスクなんか要らないよ」

この六日前の一月十七日の朝、私は武漢を取材するため、住んでいる北京から飛行機で現地入りした。この時点で明らかになっていた武漢での発症者は四十一人、死者は二人だった。多くは武漢の海鮮市場に出入りしていた人たちだった。ただ日本やタイでも武漢から来た人の感染が確認され、海外でも注目が高まり始めていた。早めに現地の様子を見ておきたい。実態のよく分からないウイルスの流行に、武漢の人々はどのように立ち向かおうとしているのだろうか。そんな問題意識で武漢入りした。

武漢天河国際空港に着いたのは午前九時。用心のため北京からマスクを着けてきた。医療現場でも使われる「N95」と呼ばれる規格のマスクだ。鳥のくちばしのような立体的な形をしていて、顔とマスクの間にすきまができないよう二本のゴムバンドでしっかりと固定するタイプだ。ほおに食い込むのが少し不快だ。だけどウイルスに感染するよりはましだ。数年前から大気汚染対策として職場に常備していたのが役立った。

飛行機を降りると感染予防の注意書きや呼びかけがあるわけでもなく、あっけなく到着階に出た。特に変わった様子はなく、到着客たちは地下鉄やタクシー、バス乗り場へと散っていく。私はエスカレーターで出発階へ急いだ。到着客は武漢の外から来た人ばかりだが、出発階ならこれから飛行機に乗り込む武漢市民が大勢いるはずだ。マスクを着けてチェックインカウンターに並ぶ人たちの写真も撮れるだろう。

だが予想に反して、出発階に緊張感はなかった。ほとんどの客がマスクを着けていないのだ。「これじゃ絵にならない」というのが正直な気持ちだった。記者は現場に向かうとき、どうしても先入観を持ってしまうものだ。新型ウイルスが流行している武漢に行くとなれば、「市民は恐怖におののいている」という原稿を書くことになるだろうと予想して向かうことになる。記事に添える写真も「マスクをして歩く街の人々」という感じだな、というイメージを持って現地入りするものだ。

だが実際は違った。広い出発階を歩きながら、マスクをしている人を探した。まったくいないわけではない。何人かはいた。うまくマスクをしている人が入るような構図で撮影する。今にして思うと、まだ先入観にとらわれていた。

妻と小さな娘を連れた三十代の男性に話を聞いた。ちょうど娘にマスクを着けさせているところだった。「もう基本的には大丈夫なんですよ。肺炎は収まったって、政府は言ってる。だけど人が集まるところでは用心しておこうと思ってマスクを着けているんです」。武漢の大学職員だという彼はそう話した。

早く市内の様子が知りたい。タクシーの後部座席に乗り込み、「華南海鮮卸売市場に行ってください」と言うと、運転手は黙って車を発進させた。中国のタクシー運転手は「分かりました」と言わずに走り始める人も多い。日本人の感覚からすると、怒っているのかなと不安になるが、運転手が場所を知っている場合、これは普通のことだ。

「あの市場で肺炎患者が大勢出たそうですね」と聞いてみる。運転手は「そうだね。もう市場は閉鎖されたよ」と答えた。運転手が言うには、二〇一九年十二月の終わりごろに肺炎患者が何人か見つかり、年が明けてから市場は閉鎖された。魚やザリガニなどを売る店がたくさんあって、市内のスーパーより少し安い。だから自分も何度か買い物に行ったことがあるという。衛生状態はどうだったのかと尋ねると、「あの手の市場だからね。すごくきれいってわけではないよ」と笑った。「ところで、あなたはマスクをしないのですか」と聞くと、ルームミラー越しにマスク姿の私を見ながら、「もう大丈夫だろ。マスクなんか要らないよ」と私を安心させるように笑った。窓の外には高速道路沿いに林立する高層マンションが霧にかすんで広がっている。今日は少し寒い。それでも私が感染を警戒して換気のために窓ガラスを少し開けたことに、運転手は気付いたようだった。

華南海鮮卸売市場

運転手が「着いた。ここだよ。やっぱり閉まってるね」と言った。交通量が多く、路上駐車の車もあるので、すぐには止まれない。数十メートルほど行きすぎた路肩で車を降りた。高速鉄道のターミナルである漢口駅が近く、歩道の人通りは多い。駅へ急ぐのか、大きな荷物を運んでいる人もいる。道沿いの食堂の店頭からは、客を誘うかのように盛大な湯気が上がり、雑貨屋では子ども用の玩具をあれこれ手に取りながら品定めする女性がいた。活気ある地方都市そのものといった光景だ。

ただ華南海鮮卸売市場だけはひっそりとしていた。市場は大きな通りの歩道に面して海鮮、上海ガニ、エビ、スッポンといった看板を掲げた小さな店が軒を連ねている。歩道に沿って「警察」と書かれた立ち入り禁止のテープが張り巡らされていて中には入れない。ところどころに路地があり、奥をのぞき込むとやはりおなじような店がたくさん並んでいる。全て閉店した様子でシャッターが下りている。店先

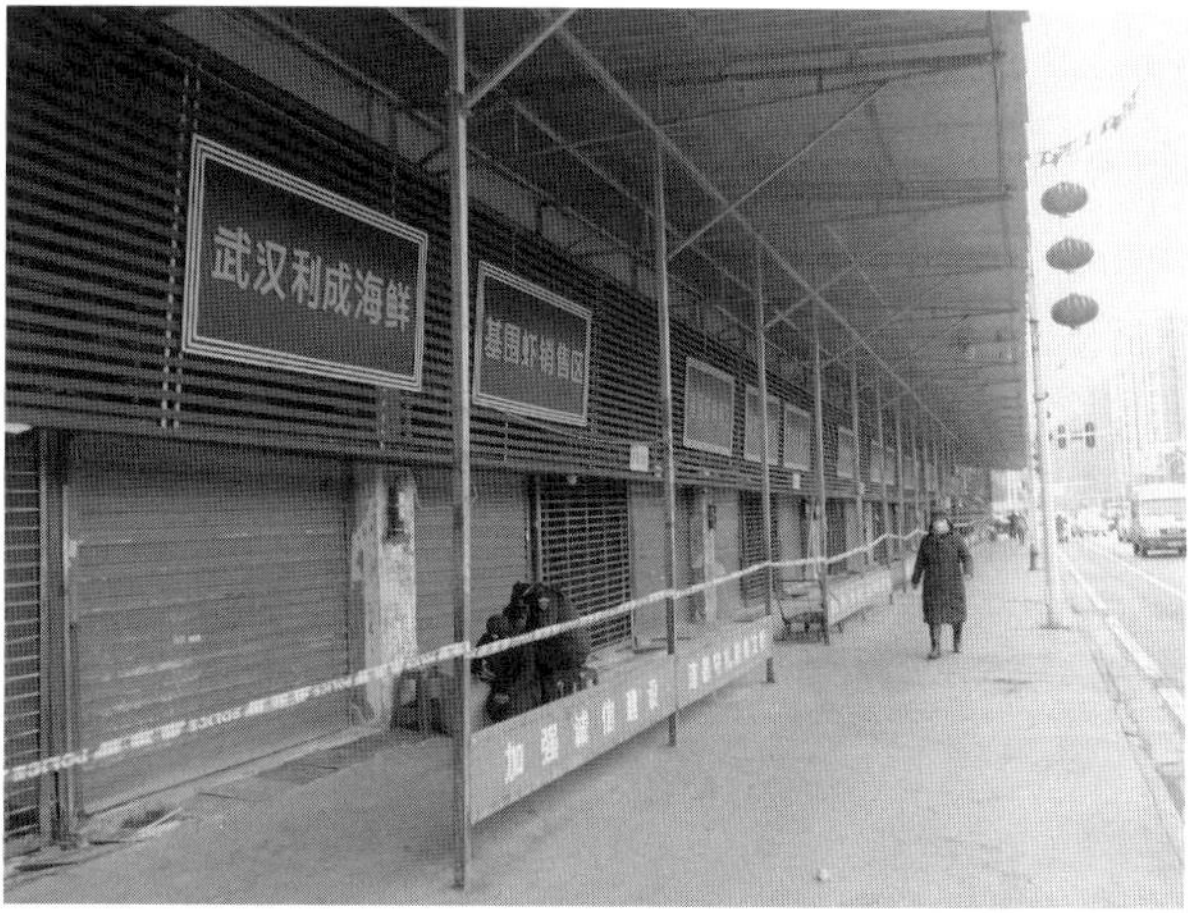

閉鎖され、人もまばらな華南海鮮卸売市場（2020年１月17日、共同）

に放置された水槽から歩道へと汚水が流れ出している。なんとなく気味が悪くて踏まないよう気を付けた。警備員が二人、小さなプラスチック製の椅子に腰掛けてしきりに両手でスマートフォンをいじっている。ゲームでもしているのだろうか。水色のマスクはしているが、息苦しいのか、下にずらして鼻を出していた。周囲に目を光らせることはなく、とにかくそこにいるのが仕事という様子だ。正門とみられる出入り口では、胸にカードを下げた関係者が出入りしていた。そこだけは警備が厳しく、カメラを構えると「ここは入れないぞ」と警備員が声を荒らげた。

何枚か市場の写真を撮った後、歩いて一分ほどの場所にある小さな薬局に入った。レジの近くにいくつかマスクが置いてある。日本製だ。子ども用もある。マスク姿の女性店員に「Lサイズはないのですか」と尋ねると「なくなったんですよ」と答えた。年末に原因不明の肺炎患者が出たというニュースが流れた際、マスクが飛ぶように売れたのだという。「でももう市場も閉じちゃったのよ」「そのようですね」「だから大丈夫。もう終わった感じ」と商売っ気がない。それでもマスクを見ていると「Mサイズでも大丈夫よ。これよく伸びるから」と薦めるので、それを買って店を出た。

別の雑貨屋に入って店員に「マスクはないか」と聞くと無言で店の奥を指さした。カラフルな布製のマスクがいくつもぶら下がっていた。店員も客もマスクなんかせずに会話していた。

やはり事前の想像とは違うようだ。みんな口をそろえて肺炎騒ぎは「もう終わった」と言う。まるでこちらが臆病者のようだ。市場を離れて歩いて行くと、屋外ショッピングモールの入り口辺りにベンチがあった。腰掛けてデイパックからパソコンを取りだして原稿を書く。手がかじかんで早く打てない。しかし風通しの悪い喫茶店か何かに入って作業すれば感染の恐れがある。ほうきを持った清掃員の女性がけげんな顔で見ながら通り過ぎていった。

潔く原稿のトーンを想定とは変えよう。「危機感薄い市民」。そんな見出しの記事を送った。トイレに行きたくなり、近くにホテルを見つけて用を足す。ロビーには昼に宴会でもしたのか、にぎやかに車に乗り込む人たちがいた。もうすぐ春節（旧正月）だから食事会が多いのだろう。

「終わった後に騒ぎ始めた」

市内にある日系のショッピングモール、イオンも見ておこうと思い、配車アプリ「滴滴《ディディ》」を使って車を呼んだ。タクシーより少しグレードの高い車を呼ぶ。数年前と違い、車が呼びやすくなった。現在位置と目的地を入力すれば、周辺を流している車が来てくれる。五分ほどすると日産自動車の「ティアナ」が来た。黒塗りの立派なセダンだ。運転手の男性に「年末の肺炎騒ぎ」の話を聞くと、「地元の新聞や微信《ウェイシン》で流れている情報からすると、もう心配する必要はないようだ」と話した。微信は中国で普及しているスマートフォンのアプリで、LINE（ライン）と機能が似ている。友人同士のメッセージのやりとりだけでなく、飲食店やスーパー、インターネット通販での支払いなど生活のさまざまな場面で利用できる。多くの国民はニュースも微信を通じて得ている。ただし当局の監視下にあるので、政府にとって不都合な情報は流せない。

イオンは通常通り営業している様子だった。入り口で手指をアルコール消毒できるようになっていた。ニトリやユニクロなどを横目で見ながら奥へ進む。薬局では風邪薬や咳止めを集めた棚を作っていた。食品スーパーをのぞいてみると、買い物客でにぎわっていた。

また滴滴で車を呼び、現地在住の日本人に会う。この男性は「日本のメディアが新型肺炎のことを大きめに取り上げ始めたのは一月上旬ですよね。現地にいる私たちの感覚からすると『終わった後に騒ぎ始めた』という感じなんですよ」と話した。

「東京からもニュースを見て『大丈夫か』って電話がかかってくるんですけどね」と困惑気味だ。現地の日系企業各社は、日本からの出張者が泊まるホテルの掃除を念入りにするようホテル側に依頼するなどの措置は取っているものの、出張禁止にまでは踏み込んでいないという。「ウイルスが変異して強毒性になればたいへんなので不安ではありますが」と話した。

もう夕方だ。帰りの飛行機に乗るために空港に向かわなければならない。日帰り出張なのだ。本来なら最低でも一泊はしたいが、感染リスクを減らすためには仕方がない。武漢の人たちは安心しろと言うが、不安はぬぐい去れない。確かにこの時点では、新型ウイルスが「人から人」に感染すると断定する分析はなかった。だが可能性はあると考えるのが自然だった。

空港に向かうタクシーの中で、帰りの機内の乗客は全員が武漢滞在者だという当たり前のことに気付き、怖くなってきた。あれだけの密室だ。周囲に感染者がいてもおかしくはない。武漢市内で外を歩き回っているより機内の方が危険かもしれない。ここは自腹を切ってでも、人口密度の低いビジネスクラスに変更しよう。スマホで予約変更を試みたがすでに満席だった。

機内は八割ほど座席が埋まっていた。隣は空席だったが、周囲にはマスクをしていない人が多い。一方で、私と同じように、本格的なマスクを着けている人もいる。警戒している人もいるのだ。ほっぺたにマスクが食い込んで不快だ。きっと顔にくっきりとマスクの跡が付いているだろう。でも家に着くまで辛抱だ。

北京の自宅マンションに着くと、エントランスでディパックやコート、靴などを全てアルコール入りのウエットティッシュで消毒した。たった一日の取材なのに、神経のすり減る出張だった。

新型コロナウイルスは未知の脅威だ。武漢の人たちの「もう大丈夫だろう」という期待とは逆に、ウイルスは中国だけでなく世界中でも感染が広がり、多くの人の命を奪った。社会や経済に与えた打撃も大きい。もっと早く警戒を強められなかったのだろうか。もっと上手に対応できなかったのだろうか。そんな疑問を多くの人が持っているはずだ。

中国で何が起きて、習近平指導部や市民はどう対応したのだろうか。中国に駐在する記者として、記録に残したいと思い、この本を書き始める。

第一章　遅れた初動対応

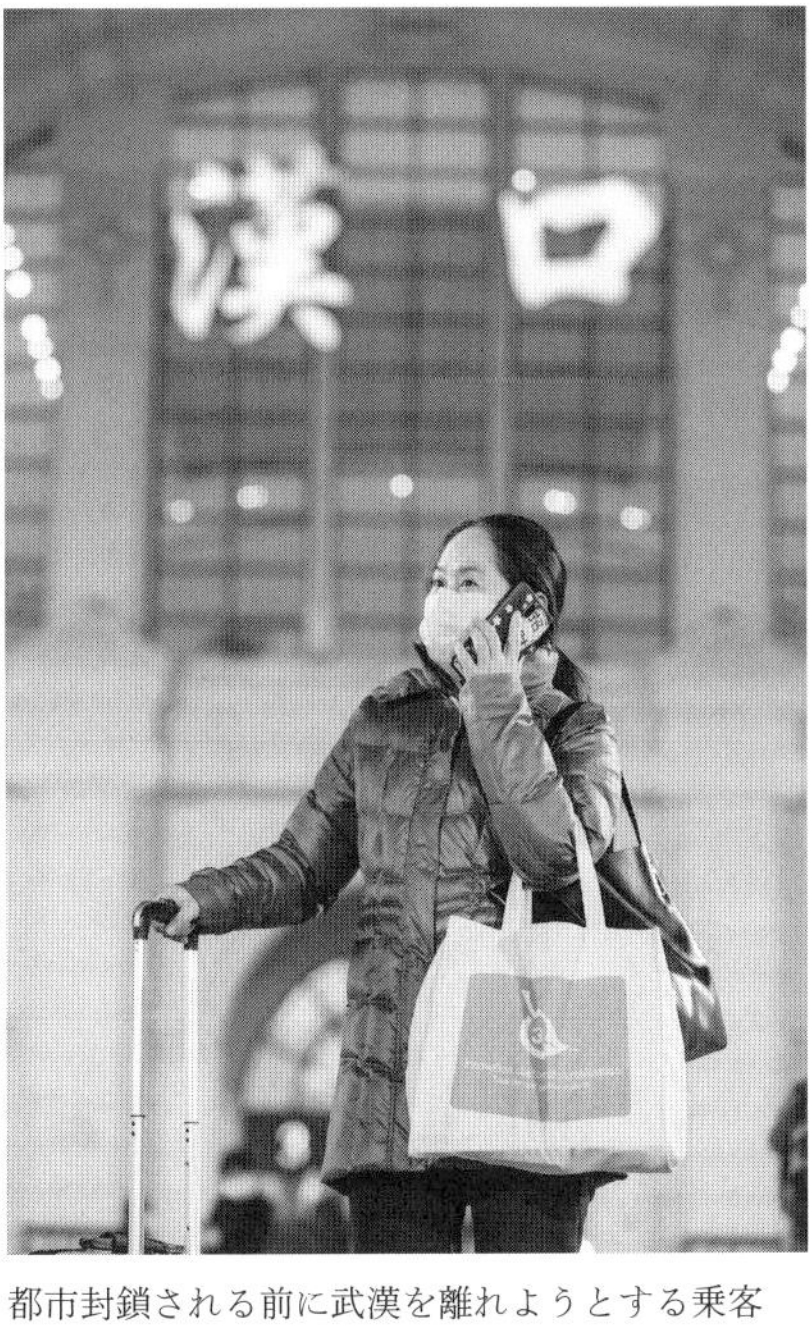

都市封鎖される前に武漢を離れようとする乗客
（2020年１月21日、FEATURE CHINA ／共同）

「原因不明の肺炎」

「一部の医療機関で診察した多くの肺炎患者が『華南海鮮城』（華南海鮮卸売市場）と関係していることが判明した」。二〇一九年十二月三十一日の午後、中国湖北省武漢市の衛生健康委員会がこんな書き出しの「通報」をホームページに掲載した。衛生健康委員会は医療や公衆衛生を担当する部局だ。中央政府には国家衛生健康委員会という省庁があり、湖北省政府や武漢市政府にも、それぞれ衛生健康委員会がある。武漢市で大みそかに発表されたこの「通報」が、新型コロナウイルス感染症に関する、恐らく世界で初めての公式発表だ。

もちろんこのときは原因が分からず、「ウイルス性の肺炎だ」としか書いていない。これまでに二十七人の患者が見つかり、うち七人が重症だとも明かしている。「今のところ、明らかに人から人に感染する、という現象は見つかっていない」と分析した上で、「この病気を防ぎ、抑え込むことは可能だ」として、室内の換気をし、人が密集する場所には行かず、外出の際はマスクをするよう呼び掛けた。

一方、中国政府が二〇二〇年六月に公表した資料によると、最初に「原因不明の肺炎」が武漢の病院で報告されたのは二〇一九年十二月二十七日だ。また武漢市衛生健康委員会は三十日、「原因不明の肺炎患者が次々に見つかっている」として、市内の医療機関に向けて、患者数などを報告するよう「緊急通知」を出している。この通知は公表されなかったものの、その日のうちに地元ではインターネット上に転送され、当局も通知の存在を認めた。こうした武漢市当局の素っ気ない通報や通知を読んだだけでは、事態がどのぐらい切迫しているのかよく分からない。

だが実は武漢では大騒ぎになっていた。一月三日付の地元紙「楚天都市報」によると、武漢の華南海鮮卸売市場で原因不明の肺炎患者が続出したという情報が十二月三十、三十一日にネット上で「狂ったような勢いで」流れ、「本当なのか」「原因は分かっているの？　感染しないの？」といった声が相次いだ。市場近くの薬局の店員が私に教えてくれた、マスクが飛ぶように売れた時期というのもこのころだ。

記事は「ネットユーザーの中には事実に基づかない情報を転送して社会に悪影響を与える人がいる」と指摘し、「公衆のパニックが起きるのを避ける」ために楚天都市報が公式情報に基づいて世論を誘導する、と強調した。同紙は湖北省共産党委員会の機関紙「湖北日報」の系列紙だ。共産党の宣伝を担っており、肺炎騒ぎの火消しを急いでいた様子がうかがえる。

では武漢で患者が最初に発生したのはいつなのだろうか。二〇二〇年一月五日の武漢市衛生健康委員会の発表では、二〇一九年十二月十二〜二十九日に五十九人が「原因不明のウイルス性肺炎」を発症していたと説明している。これは年末ごろにウイルス性肺炎と判明した患者がいつ発症していたのか、さかのぼって調べた結果だとみられる。この発表では、二〇〇二〜〇三年にかけて世界で流行した重症急性呼吸器症候群（SARS）とは異なる病気だとの見解を示し、病原のウイルスについては調査中だとしている。武漢では「SARSの再来ではないか」と騒がれていたこともあり、楚天都市報はこの発表を「SARSの可能性は排除」という見出しの記事で報じ、市民のパニックを抑えようとしている。

一方、国家衛生健康委員会の専門家チームも十二月三十一日の午前中に武漢に到着し、現地調査を始めた。北京の中央政府も年末までに、異常事態の発生を把握していたことになる。

香港、台湾で警戒強まる

武漢で「原因不明の肺炎」が発生したことにいち早く警戒感が広がったのは香港と台湾だった。いずれも中国本土との人の往来が多く、情報も入りやすい。私は二〇一九年十二月下旬から半月ほど、たまたま香港、台湾に出張していた。香港で続いていた反中国の抗議デモと、二〇二〇年一月十一日の台湾総統選を取材するためだ。

香港では、年末年始から地元メディアが「武漢肺炎」のニュースを大きく取り上げ始めた。香港紙「明報」は一月一日に「武漢で原因不明の肺炎が起きた」と報じ、香港政府の衛生当局幹部の「状況は普通ではない」との発言を紹介した。同紙によると香港政府の担当部局は十二月三十一日に専門家会議を開き、「あらゆる防疫対策を強化する」ことを決めた。明報は一月二日には「人から人に感染しないとは言い切れない」とする専門家の声を紹介し、読者に警戒を呼び掛けている。香港国際空港では武漢からの到着客を対象に検温を強化。香港政府は四日、武漢での発症者増加を受け、感染症への警戒レベルを三段階のうち上から二番目の「厳重」に引き上げた。

台湾では総統選に向けて全土で選挙戦が繰り広げられていた。台湾独立を志向する与党・民進党は、中国と距離を置く立場で、感染症の脅威も有権者に訴えた。既に選挙戦の争点の一つに浮上していたのだ。投票日前夜の十日に台北中心部で開いた大規模な野外集会を現場で見たが、東アジアで猛威を振るったアフリカ豚熱（ASF）について「中国からの拡散を防げたのは台湾と日本ぐらいだ」と訴えた後、大画面に「武漢の肺炎の侵入を防ぐ」という文字が映し出され、選挙陣営幹部が「あなたの健康を守る政府が必要です」と主張した。台湾では十二月三十一日の時点で武漢から直行便で来る到着便の乗客の検温を強化している。

香港、台湾で早くから警戒感が強かったのは、SARSで多くの人が死亡した教訓を受けたものだ。SARSは二〇〇二年、香港に接する中国広東省仏山で発生した。このときは中国当局の情報公開と対応が遅れて感染が拡大し、香港で二百九十九人、台湾で三十七人が死亡している。中国と香港、台湾との間の人の往来は活発で、感染症が拡大しやすい。

新型コロナウイルスと確認

中国国営通信の新華社は二〇二〇年一月九日、武漢の肺炎発症者を調べた結果、新型のコロナウイルスを確認したと報じた。専門家チームが七日の午後九時までの時点で、患者から採取したサンプルから新型コロナウイルスを検出したとしている。コロナウイルスには、一般的な風邪の原因となるウイルスのほか、SARSや中東呼吸器症候群（MERS）が含まれる。専門家チームは「これまでに発見されているコロナウイルスとは異なるものだ。さらなる科学的な研究が必要だ」と結論付けた。

ただ同じ九日、世界保健機関（WHO）は、新型ウイルスかどうかの判断は示さず、今後さらに調査が必要だとする声明を発表した。「中国への渡航や貿易の制限措置を取ることは控えるよう求める」として、各国や関係機関に冷静な対応を呼び掛けている。WHOは国連に属する専門機関で、感染症対策の国際連携の軸となる役割が期待されているが、この後、新型ウィルスが世界中に拡大する中で、対応が妥当だったのか議論を呼ぶことになる。

十一日には初めて死者が判明した。武漢市衛生健康委員会の発表によると、死亡したのは六十一歳の男性で、いつも華南海鮮卸売市場に買い付けに行っていた。重い肺炎で入院し、人工心肺装置「ECMO（エクモ）」を使用して治療したものの、九日夜に心臓が停止して死亡。ウィルス検査の結果は陽性だった。同委員会のまとめでは、十日の時点で新型ウィルスに感染したと診断された肺炎患者は四十一人。また「原因不明の肺炎」の発症は十二月八日から一月二日の間で、三日以降は発症者がいないとも強調した。「人から人」の感染も「明確な証拠はない」として「濃厚接触者や医療従事者に感染は見つかっていない」と強調した。

後から振り返れば不思議なぐらい、一月前半は当局が確認した感染者の数が増えなかった。一方で、ついに中国以外でも感染者が出始めた。十三日には観光でタイを訪れた武漢市の女性の感染が判明し、中国以外で初の発症例となった。WHOは十四日の記者会見で武漢の肺炎について、新型コロナウイルスが検出されたと認定。この時点でもＷＨＯは、人から人への感染が続いているという事態は確認されていないと強調。渡航制限などの措置を取らないよう求めている。十六日には日本の厚生労働省が、武漢市に滞在歴がある神奈川県居住の三十代の男性が、新型のウイルス性肺炎に感染したのを確認したと発表した。私が武漢入りしたのはその翌日の十七日だ。まだ特段の対策は取られず、武漢発の国際線も通常通り飛んでいた。

四万世帯の大宴会

このころ、中国は旧暦の正月である春節（旧正月）を前に、お祝いムードが高まっていた。中国では新年は一月一日ではなく、春節に祝う習慣がある。旧暦の元旦なので日付は毎年前後するが、一週間ほどの連休となる。年に一度の帰省シーズンになるため、工場は連休をはさんで一カ月ほど生産を停止してしまうところも多い。連休前から中国全土で春節の飾り付けが始まり、新年を祝う宴会も増える。二〇二〇年の場合、春節は一月二十五日で、大みそかに当たる二十四日から三十日までが連休の予定になっていた。

感染が広がりつつある武漢でも、人々は例年通り春節を前にそわそわし始めていた。地元紙の楚天都市報などによると、十八日には武漢市内の「百歩亭社区」で、「四万世帯が参加する」といわれる「万家宴」と銘打った大宴会が開かれた。

この「社区」という言葉は「コミュニティー」と訳されることもあるが、日本ではなじみがないので説明が必要だろう。中国の都市部では人々は集合住宅に住むのが一般的で、集合住宅が何棟も集まったまとまりを「社区」と呼ぶ。日本の大規模団地に近いイメージだ。さらに小さなまとまりを「小区」と呼ぶ。集合住宅数棟ぐらいの規模だ。社区や小区の敷地は柵で囲われていることが多く、いくつか設けられた門から人々や車が出入りする。門には守衛がいたり、閉鎖することができたりするところもある。普段は開けっ放しで部外者も自由に出入りできるところが多い。

また社区には共産党の末端組織があり、党や地元政府の政策を住民に周知する一方、監視する役割も負っている。中国政府が新型ウィルス対策に本腰を入れてからは、このような社区や小区が、感染拡大に対する防御で最前線の役割を果たすことになる。

万家宴が開かれた「百歩亭社区」は、高層マンションが集まる一つの社区だ。毎年、春節の時期に恒例の大宴会を開いているという。十八日の大宴会はボランティアも参加して一万四千皿近い料理が用意され、独居老人なども招待。大皿に鳳凰の形で盛り付けた特別料理も登場し、集まった住民たちが記念の集合写真を撮るなど、会場は熱気に包まれた。翌朝の楚天都市報が一面に大きな写真付きで報じている。

この大宴会でどの程度感染が拡大したのかは分からない。「四万世帯」は誇張で、参加人数は一万〜二万人程度だという説もある。それにしても感染が広がる中での大規模な宴会だったことは確かで、軽率だったと後に批判が高まった。

中国紙「経済観察報」は、社区の担当者の証言として「十八日の時点で武漢は封鎖されていなかったが、封鎖されるかもしれないという内部情報はあった。でも予定通り宴会は実施された」と伝えている。この担当者は危険があると考え、家族にはひそかに「参加するな」と伝えたが、自分は出席した。「こんなに深刻な状況になるとは想像できなかった」と振り返っている。一月九日に新華社を通じて新型ウイルスだと公表して以降、十八日まで、武漢市が発表する発症者数は全く増えていなかったのだ。恐らく社区の責任者は、地元政府が特段の警告を公表していない以上、これだけの規模の行事を急きょ中止すれば逆に混乱を招くと考えたのだろう。

湖北省の重要会議

一方、湖北省では一月十六、十七日に、省の重要会議である人民代表大会が省都である武漢市で開かれた。この会議は、日本では「全人代」という略称で知られる全国人民代表大会の地方版だ。全人代は日本の国会に当たる。毎年三月上旬から十日間ほど、北京で全体会議が開かれるが、これは日本の通常国会に相当する。中国は共産党による事実上の一党独裁となっているが、政府のその年の活動方針や法律、予算などは全人代の審議を経て決める手続きになっている。北京での全体会議に先立って各地方でも人民代表大会を開き、省の活動方針などを決める。各省にとっては一年で最も大事な会議だ。

ただ中国は政府も全人代も司法も軍も、すべて共産党の指導に従うことになっている。全人代の議員に当たる「代表」たちの中にも反体制派は一人もいないから、基本的には党や政府の方針を追認する場となる。地方の人民代表大会も同じことだ。

ではなぜこれらの会議が重要なのか。それは、党の意思や政策を中央政府や地方政府に下ろして実行につなげるための重要な枠組みが、各種の会議だからだ。中国では一年中、上意下達のためのさまざまな会議が開かれている。党の最高指導部から各職場に至るまで、会議がなければ組織が動かない仕組みなのだ。特に、五年に一度開かれる共産党大会や毎年開かれる全人代のような重要会議を無事に開くため、党や政府は細心の注意を払う。当局にたてつくような人権活動家が前もって逮捕されることも珍しくない。

地方でもそれは同じことだ。湖北省当局は新型ウイルスの流行を横目でにらみつつ、本格的な対策を始動することで市民が動揺、混乱し、人民代表大会の開催の妨げになる事態は避けたいと考えていたはずだ。外出禁止などの対策を打ち出せば社会は少なからず混乱する。

また中国では普段から、社会の安定を保つために当局が世論を「正しく」誘導することが求められている。インターネットや口コミを通じて市民の間で新型ウイルスに対する恐怖心や警戒心が高まって社会不安が拡大しないよう、地元政府系メディアの報道を軸に、情報操作していた可能性が高い。

情報統制を強化？

「原因不明の肺炎患者」が出始めた二〇一九年の年末ごろ、一部の医療従事者らが通信アプリ「微信《ウェイシン》」のグループチャットを通じて「重症急性呼吸器症候群（SARS）が出たようだ」という内容の注意を知人に呼び掛けた。これを問題視した武漢市の公安当局は二〇二〇年一月一日、デマを広め「社会に悪い影響を与えた」として計八人を摘発した。

当局にとって都合の悪い情報を「デマ」と決めつけて発信者を摘発するやり方は、中国では珍しくない。地元の共産党系メディアは八人の摘発を伝える記事で、「華南海鮮卸売市場で見つかった肺炎はウイルス性肺炎だが、人から人へ感染する明らかな現象はみつかっていないし医療関係者の感染もない」と強調しており、市民に心配しないよう呼び掛ける意図が明白だ。

続く一月三日には、武漢市の眼科医、李文亮氏も同様の疑いで摘発され、訓戒処分を受けた。中国のニュースサイト「財新ネット」によると、李氏は医療現場に感染の危険性を警告しようと「微信」のグループチャットに情報を流したが、派出所に呼ばれ、デマを流したと認める訓戒書に署名を強いられた。李氏らの警告は生かされず、武漢の医療現場ではこの後、医療従事者の感染が拡大。李氏自身も感染し、二月七日に死亡した。地元当局は重要会議が控える中で、治安維持を優先するために情報統制を強化していた可能性が高い。

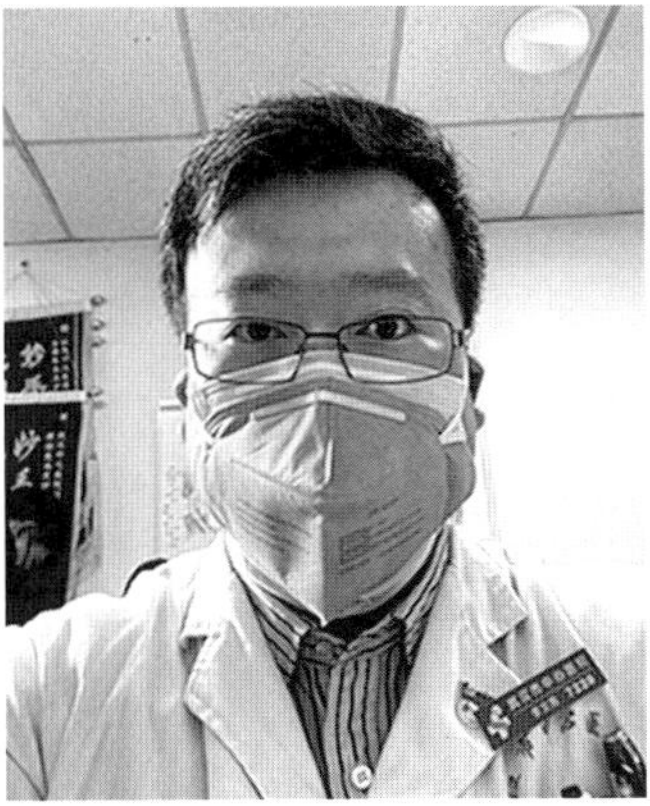

ウイルス感染の警告を発し、摘発された李文亮氏（ZUMA Press ／共同）

中国政府、対策を始動

一方、北京の党中央・政府は何をしていたのだろうか。習近平国家主席は一月

十七、十八日の日程でミャンマーを公式訪問していた。年が明けて最初の外遊であり、中国の国家主席のミャンマー訪問は十九年ぶりだ。習氏はアウン・サン・スー・チー国家顧問兼外相と会談。中国雲南省とインド洋への玄関口であるミャンマー西部ラカイン州チャウピューを高速道路などで結ぶ「中国・ミャンマー経済回廊」を実行段階に移すことで一致した。

この回廊計画は、中国が提唱している巨大経済圏構想「一帯一路」の一環だ。中国内陸の南部から陸路でインド洋へ抜けるルートを切り開くのが狙いだ。中国は南シナ海でベトナムやフィリピンなどと領有権問題で対立し、米海軍も中国をにらみ、同海域に艦船を何度も派遣している。中国にとっては資源輸入などの重要ルートだが、政情の不安定化の影響を受けやすい。そこでミャンマーを通る陸路も確保する戦略なのだ。

習氏は中国とミャンマーの国交樹立七十年と「文化観光年」のスタートを祝う式典にも出席。「中国・ミャンマー運命共同体を構築しよう」という赤い横断幕や色とりどりの花で飾られた会場で「中国とミャンマーの交流と協力の流れは、勢いよく続くだろう」とあいさつし、地元の伝統舞踊などの出し物に笑顔で拍手を送っていた。

ミャンマー訪問を終えた習氏は続く十九〜二十一日の三日間、国境を越えた雲南省に現れた。すぐに北京には戻らず、ミャンマーから国境を越えてすぐの雲南省に寄ったとみられる。人民解放軍の国境警備部隊を視察し、兵士らに春節（旧正月）を無事に迎えるようあいさつしていた。国営の中央テレビは二十日午後七時のニュース番組のトップで、この視察を十分以上にわたって伝えている。

だが中国にとっても世界にとっても、より重要だったのは、続く二番目のニュース項目だった。習氏が新型コロナウイルス感染症を「全力で予防、制圧する」よう関係部門に「重要指示」を出したというのだ。新型ウイルスに対する習氏の発言が伝えられたのはこれが初めてだった。「武漢市などで新型ウイルスによる肺炎が相次いで発生したことは、非常に重視されるべきだ」と指摘した上で「周到で綿密な対策を制定し、確実かつ効果的な措置を講じ、疫病の蔓延《まんえん》拡大を断固として食い止めなければならない」と強調した。この時点で中国本土での発症者は二百人を超え、武漢市だけでなく北京市、広東省にも広がっていた。海外では、日本、タイ、韓国でも感染者が確認されていた。

国営中央テレビは共産党・政府の方針を宣伝する役割を担っている。特に夜七時のニュースは最も権威あるニュース番組として、その日の重要テーマを放送している。この番組で初めて発表される事柄も多い。そのため私たち中国に駐在している記者や、中国の動向を追っている専門家や企業関係者、投資家などは、党や政府の考え方を知るために毎日チェックしている。逆に言うと、中国の一般庶民が喜んで見るような番組ではない。

習氏の「重要指示」を国営テレビが伝えたことは、共産党・政府が本格的な対策を始めることを意味していた。中国は共産党による事実上の一党独裁の下、政策をトップダウンで実行する。新型ウイルスへの対策が国を挙げて始まることは間違いない。職場でテレビを見た私は、速報する原稿を書き始めた。

「人から人」への感染確認

この日はもう一つ大きな動きがあった。中国の感染症研究の第一人者、鍾南山《しようなんざん》氏が、新型ウイルスが「人から人に感染していることは間違いない」と語るインタビューを、中央テレビが放映したのだ。それまで「人から人に感染する明確な現象はない」、「持続的に人から人に感染するリスクは比較的低い」と繰り返してきた中国政府の公式見解から一歩踏み込み、国民に警告を呼び掛けた。

鍾氏は二〇〇二～〇三年に重症急性呼吸器症候群（ＳＡＲＳ）が広がった際に対策に関わったことで知られる。当時、政府の情報公開が遅れる中で果敢に発言。体制内にいながら専門的な立場から当局に批判的な意見も言う姿勢は、国民の信頼を得てきた。二〇一三年ごろに鳥インフルエンザが流行したときもウイルスの分析などに関わり、多くの国民がその名前を知っている。鍾氏は今回、十八、十九日の二日間の日程で、政府の専門家チームのトップとして、新型ウイルス関連の視察のため武漢市に入っており、その調査結果を踏まえてインタビューに応じる形で警告を発したのだ。

鍾氏はインタビューで「どうしてもという重要な用事がない限り、武漢に行ってはならない」とも語った。突然の鍾氏の登場と警告に人々は驚き、発言は瞬く間にインターネット上で転送された。「今までの当局の発表はうそだったのか」。インターネットの短文投稿サイトなどで怒りの声が噴出。翌日には武漢市や上海市など各地でマスクを買い求める人が行列を作った。

春節直前

この時期に習近平指導部が対策に乗り出したのは、春節（旧正月）を控えていたことも大きな要因だった。毎年、連休をはさんで約一カ月は多くの国民が帰省するので、全国的に人の移動が増える。中国の人口は約十四億人だ。帰省ラッシュの規模も日本の比ではない。二〇二〇年も一月十日〜二月十八日に延べ約三十億人が移動すると予測されていた。もちろん海外旅行に行く人も多い。近年では日本でも春節になると中国からの訪日観光客で東京・銀座をはじめ地方都市まで、全国の飲食店や小売店、観光施設などが潤っている。

しかし新型ウイルスの感染が広がり始める中、例年通りの移動を認めれば、武漢からウイルスが広がることは必至だ。指導部が春節前というタイミングで対策本格化を打ち出したのはそんな懸念があったからに違いない。また毎年春節の時期には、そもそも企業活動は製造業を中心に一ヵ月近く停滞する。工場だけでなく、街なかの飲食店なども休業するところが多い。そういう意味では社会の動きを止めやすい時期でもあった。恐らく二十日に対策を本格化させた時点で、武漢の封鎖を視野に入れていたはずだ。

もっとも、習近平指導部が最初から春節前というタイミングを見計らって対策を始動するつもりだったのかは分からない。習氏はミャンマー、雲南省の訪問で北京を離れていた。新型ウイルスの感染拡大は社会不安も強まりかねない事態だ。本当に危機感を持っていたとすれば、ミャンマー訪問を取り消すか、少なくとも雲南省には寄らずに急いで北京に戻っていたはずだ。一月二十日の比較的直前に、状況の悪化をようやく認識し始めた可能性が高い。

決断前夜

鍾南山氏とともに視察団の一員として武漢入りした専門家の李蘭娟《りらんけん》氏は、三月になって公表されたインタビューで、一月二十三日の武漢封鎖に至る経緯を語っている。十九日午後に武漢で開いた専門家チームの非公開会議で、李氏は最初の発言者として「既に人から人への感染がみられる。春節が来て人の移動がピークに達するのに果断な措置を執らなければ全国に蔓延する。武漢の出入りを止めて感染を抑え込むべきだ」と述べた。李氏によると、会議中に国家衛生健康委員会の幹部が北京に電話し、「人から人」への感染があることなどを伝えた。その日のうちに鍾氏や李氏は北京に向かい、深夜零時に国家衛生健康委員会のトップである馬暁偉主任に会って報告。翌朝、孫春蘭副首相に報告することを決めたという。

翌朝、二十日午前八時半、鍾氏や李氏ら六人の専門家チームは共産党と政府の中枢である中南海で孫春蘭氏に会って報告。政府は同日、対策を本格始動することを決めた。

李氏は地元の浙江省杭州に戻る。二十二日夜、浙江省の衛生当局のトップから電話を受けた。「このところ武漢から浙江省に大量の人が帰ってきている。既に集団感染が起きているし、これからもっと多くの人が帰ってきたらさらに大きな感染拡大が起きてしまう」。李氏は電話を切ると、「上層部」に「武漢をすぐに〝封城〟しなければ、大変なことになる」と意見したという。こうして、武漢の封鎖に向けた動きは急加速していった。

封鎖発表直前の〝誤報〟

この夜、つまり一月二十二日の深夜、午後十一時半を回ったころ、国営通信の新華社が、武漢市の周先旺市長のインタビューを武漢発で配信した。中国を代表する通信社である新華社は中国政府直属の組織で、私たち外国の記者は、その配信記事を、ほぼ政府の公式発表として扱っている。分刻みで毎日大量の記事が配信されてくるが、私の職場ではその全てを記者が交代でチェックしている。

周氏に対するインタビューで、新華社の記者は「武漢を〝封城〟するという説についてはどう見ますか」と質問している。既に武漢で都市封鎖が広くうわさされ、不安感が広がっていたことを踏まえた質問だろう。周氏は「私の理解では〝封城〟とは、体温に異常があって新型コロナウイルスに感染した可能性のある人たちが都市に出入りしないようにすることです。武漢で生活する一千万余りの人を対象とするものではないです」と答えた。インタビューは二十二日の昼ごろに行ったと記事に書いてある。

だが武漢の封鎖が発表されたのは二十三日の午前二時ごろだから、この記事が配信されてからわずか二時間半後だ。実際には市民全員が対象になったので、周氏の発言やこの記事は、読者に間違った印象を与える〝誤報〟になってしまった。当局者の間で意見の不一致があったのか。インタビューした昼から夜までの間に急に判断が変わり、新華社も知らないまま記事が流れてしまったのか。いずれにしても混乱の表れには違いない。感染拡大の予想外の勢いに、慌てふためきながら、武漢は封鎖へと突入してゆく。

第二章

医療崩壊の実態

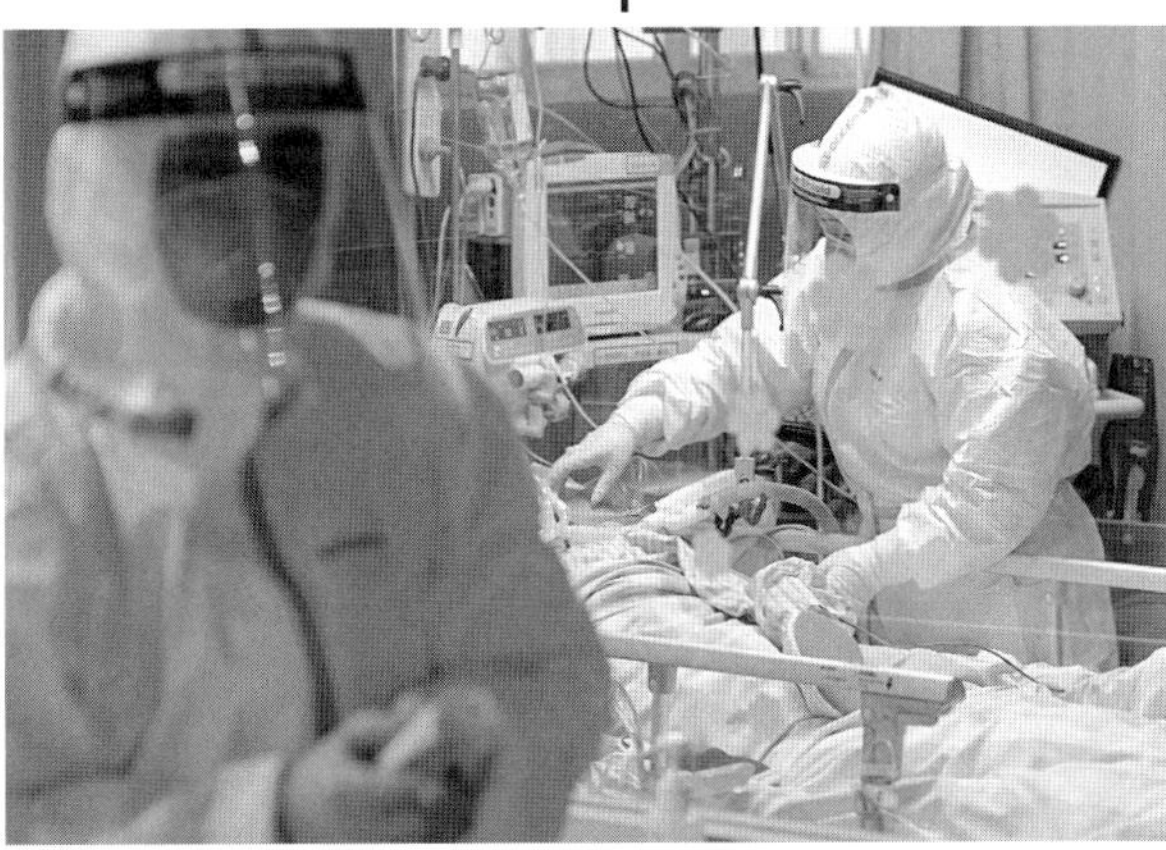

武漢大学中南医院の重症者隔離室で治療にあたる医療従事者
(2020年１月24日、新華社／共同)

武漢の経済を支える自動車産業

新型コロナウイルス感染症の対策として都市ごと封鎖されたことで、中国湖北省武漢市の名は世界的に有名になった。ただ日本人で武漢に行ったことのある人はそれほど多くないだろう。武漢は「地方都市」という言葉で多くの日本人がイメージする街よりもはるかに大きな国際都市だ。都市封鎖直後の悲惨な状況を追う前に、武漢がどのぐらい発展していた街だったのかを見ておきたい。

中国では政治の中心は北京市、経済の中心は上海市だ。さらに北京に近い貿易港湾都市である天津市と、内陸部発展のための拠点都市である重慶市を加えた計四都市が、中央政府の直轄市となっている。省には属さない特別な大都市だ。さらに南部の広東省広州市、同省深圳《しんせん》市なども経済が発展した巨大都市として知られる。湖北省の省都である武漢市は、これらの都市に次ぐ規模の大都市の一つだ。人口は一千百万人を超えているので、一千万人弱の東京二十三区より多い。

中国を東西に貫く長江の中流に位置し、中国の地図を見るとちょうど真ん中あたりにある。中国のへそと言っていい。そのため古くから東西南北を結ぶ交通の要衝《ようしょう》で、今も主要な高速道路や鉄道が交差している。例えば中国版新幹線とも呼ばれる高速鉄道の場合、北京と広州を結ぶ南北の幹線のちょうど中間あたりが武漢となる。北京へは四時間余り、広州へも四時間弱だ。武漢から東に向かう高速鉄道に乗れば、四時間弱で上海に着く。逆に武漢より西のさらに内陸部は高速鉄道の整備が遅れており、重慶まで六時間強、四川省成都まで八時間の旅だ。

日本貿易振興機構（ジェトロ）武漢事務所がまとめた資料によると、武漢市の域内総生産（GDP）はベトナムのGDPに匹敵する。日本の福岡、熊本、佐賀県を合わせた規模だ。武漢を含む湖北省全体のGDPとなると、大阪、京都府と兵庫県を合わせたGDPに相当し、タイや台湾を上回っている。武漢の経済を支える筆頭は自動車産業だ。ホンダが中国の国有企業との合弁で武漢第一～第三工場を構え、シビックなどの乗用車を生産してきた。日産自動車も合弁会社の本社機能を武漢に置き、同じ湖北省の襄陽市に工場がある。フランスのグループPSA（旧プジョー・シトロエン・グループ）やルノー、米ゼネラル・モーターズ（GM）も合弁工場が武漢にある。それぞれの工場に部品を供給する企業も日本など海外から多数進出している。

小売り、飲食、サービス業ではどうだろうか。歴史的に経済力の強い大都市だったので「もともとは地元資本が強く、外資の進出が難しかった」（日系企業）が、近年は各国企業の進出が相次いでいる。日本のイオンが市内にショッピングモールを三カ所、スーパーを五カ所展開している。ユニクロは十七店舗、無印良品も十店舗を展開。コンビニではセブン-イレブンやローソンも進出している。吉野家や丸亀製麺の店も見かける。温泉レジャー施設の極楽湯も進出している。欧米勢では米ウォルマートやフランスのカルフール、スウェーデン家具大手イケアグループが店舗を展開。米スターバックスは百店舗以上を展開している。

武漢の郊外にある武漢天河国際空港からは、封鎖前は国内百都市以上に国内線が飛んでいた。国際線は成田、関西空港、名古屋のほか、パリ、ロンドン、サンフランシスコ、シンガポールなど約六十都市との間に路線がある。市内にはヒルトン、ウェスティン、インターコンチネンタル、マリオットといった外資系ホテルも進出しており、海外から出張で来るビジネスマンも多い。

市内を移動していると、川を橋やトンネルで越える場面が多い。中心部で長江と、その最大の支流である漢江が合流しているのだ。そのため中心部は川を隔てて三つの部分に分かれており、それぞれ昔から武昌、漢口、漢陽と呼ばれる街が発展してきた。「武漢」という何だか強そうな地名は、この三つの地名を合わせた名称だ。

市内の道路は何本もの橋やトンネルでつながれているが、それが朝夕の渋滞の原因にもなっている。市の中心部には高層ビルやマンションが林立し、近年は急速に地下鉄も整備され、既に九路線が開通している。二〇二四年には二十路線前後に増える計画だ。

辛亥革命発祥の地

二〇一三年に武漢に出張したときは、地下鉄や高層マンションの建設があちこちで進み、街じゅうがほこりっぽく、大通りでは一日中、しきりに散水車が走っていた。地下鉄の駅周辺を歩くとマンションのショールームがあり、足を踏み入れるとすぐに「値上がりしているから早く買うべきだ」と若い販売員が寄ってきた。中国の金融政策が緩和され、各地で不動産バブルの懸念が高まっていたころだ。

二〇一七年に訪れると、何本目かの地下鉄の新線建設工事がいったん中止されていた。全国的に地下鉄工事が増え過ぎて地方政府の債務が膨張したため、中央政府が各地のインフラ整備プロジェクトの審査を厳しくし、いったんストップをかけたのだ。その後、武漢の地下鉄計画は再開している。少し中央政府が抑え込まないとすぐに過熱してしまうほど、ここ数年の武漢経済は活発だったのだ。

観光スポットなら、長江沿いの「黄鶴楼」が有名だ。詩人の李白が詠んだことでも知られる。建物は何度か建て替えられているので古いものではないが、上層からの長江の眺めは気持ちよい。料理は淡水魚が豊富だ。私が大好きなのは名産のレンコンと豚肉を煮込んだスープだ。白濁したスープにごろごろと入っているレンコンが、ほくほくと柔らかくておいしい。

近代の歴史をみると、武漢は清朝を倒した辛亥革命の端緒である「武昌蜂起」が起きたことでも有名だ。蜂起の口火を切る一発目の銃を撃ったとされる熊秉坤《ゆうへいこん》は、革命運動の過程で日本に滞在していたこともある。二〇一一年に初めて武漢に出張した際、息子の熊輝氏を取材したが、「天下のことに自分も責任を持ち、愚直、無私を重んじるのが辛亥革命の精神」と力を込め、その精神を自分も父親から受け継いでいると語っていたのが印象的だ。いざとなれば社会のために立ち上がるという精神が、革命発祥の地である武漢市民にも残っているのかもしれないと想像した。

深夜の病院にも行列

武漢市が封鎖された一月二十三日に話を戻そう。このころ武漢市内では既に医療崩壊が始まりつつあった。湖北省の公式発表を見ると、二十三日までの武漢市の発症者は計約五百人で、前日より七十人増えた。死者は武漢を含む湖北省内で計二十四人だ。数字だけでは混乱ぶりがよく分からないが、市内の病院には発熱した患者などが殺到し、既に対応し切れない状態になっていた。

中国メディアによると、中心部にある「武漢市第七医院」には午前十時、つまり武漢が封鎖された時刻には、発熱外来に百メートルほどの行列ができていた。寒いのでコートを着て路上に並ぶ人たち。かたわらを担架で重症患者が運ばれていく。救急車以外にも、自家用車やタクシーで次々に患者が集まってきた。中国では平時でも、救急車が来てくれないことは珍しくない。首都の北京ですらそうだ。私もけがをした友人のために救急車を呼んだものの、なかなか来ないのでタクシーで病院に運んだ経験がある。病人やけが人が出たら周囲の人と助け合って自分たちで運ぶのは普通のことだ。

都市が封鎖されたことも異常事態だが、インターネット上には「医者も看護師も物資もみんな足りない」「感染していない人も並んで感染するのではないか。危ない」といった武漢からの書き込みが既に相次いでいた。市内の各病院は軒並み行列が発生。待合室は人であふれ、床に座りこむ人も多かった。診察を待つ患者たちをかき分けるようにして防護服姿の医療従事者が行き交っていた。

「自分も感染しているのではないか」。都市封鎖によって、それまで事態を楽観していた市民の不安感も一気に高まり、念のため病院に行こうという人も増えていた。しかし病院内は密集状態で、いつ感染してもおかしくない状態だ。感染を防ごうとマスクを何枚も重ね、コートの襟を立ててうつむく人たち。「もし感染していなくても、逆に病院で感染してしまう」。ベッドが足りないので、廊下や待合室も点滴を受ける人たちであふれた。深夜になっても行列は解消せず、むしろ増えるばかりだった。

武漢中心部に住む市民は後に、「初期の感染者は、ほとんど院内感染だったんじゃないか」と証言している。「武漢の冬は寒い。北京などの北国は住宅や公共施設の暖房がしっかりしているが、武漢にはそんな暖房はない。部屋という部屋は扉や窓を閉め、なるべく密閉して外気が入らないようにする。病院もそうだった。待合室、診察室、検査室、病室。みんな密閉状態だったし、そこに患者や付き添いの人、医師や看護師などが入り乱れていた。感染を防ぐために動線を分けることもなかった」と当時の様子を振り返った。

高熱の患者とそうでない患者が接触する状況を一刻も早く解消する必要があった。「熱が三十七度三分以上の患者は市内の指定の病院で集中して受け入れよ」。武漢市当局の指示を受け、指定病院では高熱の患者の動線を分けるための急ごしらえの工事が始まった。ヘルメットをかぶった作業員たちが板と材木で即席の仕切りを作りはじめた。

武漢市で新型ウイルス対策の陣頭指揮を執る「新型肺炎防止コントロール指揮部」は二十四日に通知を出し、まずそれぞれの社区で発熱患者の分類をして、診察が必要な人がいれば車を手配して指定の病院に送り届けるよう求めた。「指定された発熱外来はいかなる理由があっても病人の受け入れを拒否してはならない」としている。同日の武漢市の会議では「感染の疑いがある患者は無条件に受け入れるようにする」と確認した。つまり、それだけ病人が診察を受けられない状況が拡大していたということだ。

この会議では「医薬品や医療機器の生産の保証に全力を尽くす」ことも申し合わせている。市内では薬や治療機器が足りなくなっていたのだ。また、「高速道路の出入り口から小さい道まで、武漢を離れるルートをしっかり規制し、断固として感染が外に拡大しないよう阻止しなければならない」と強調しており、とにかく新型ウイルスを武漢市内にとどめておこうという当局の強い意志がうかがわれた。

統計外の死者

そうしている間にも、まともな治療が受けられずに死亡する患者が増えていった。華南海鮮卸売市場の近くに住むタクシー運転手は、一月二十日に六十五歳の母親が発熱した。共同通信に対する運転手の証言によると、病院に行くと千人以上の患者が行列を作っていた。連日、母親に付き添って十時間以上並んだが、注射すら打ってもらえない。隣町の病院を目指したものの、警察官が交通規制を理由に阻止した。思わず「人殺し」と叫んだ。何カ所もの病院に受け入れを拒まれ、二月八日に死亡。死ぬ間際に「喉《のど》が渇いた」とつぶやいたという。

武漢市の男性の六十九歳の母親は二月一日に発熱。肺炎症状があり入院が必要だと診断されたが、医師からは「病床がない」と告げられた。救急車を呼ぶと「忙しい」と言われ、警察には「所管外」と突き放された。別の病院に行くと、多くの横たわる患者で床が埋め尽くされていた。母親はその日のうちに急死したという。

このように診察が受けられずに死亡した人は、新型ウイルスに感染していたかどうかも分からないので、死者の統計には含まれていない。市民らの証言によると、流行初期の混乱の中で、こうした統計外の患者や死者が多数いたとみられる。

また別の市民の証言によると、市内の病院は新型ウイルス患者の治療だけで手がいっぱいになり、他の病気やけがの診察がほとんどできない状態に陥った。外来受付が軒並み閉鎖されていたという。「私の周りでも、心疾患の治療が受けられずに親族を亡くした人がいた。同じような人がたくさんいる。こういった死者も新型ウイルスの犠牲者だ」と話した。

医療従事者への暴力も

患者だけでなく医療従事者も追い詰められていた。「もう耐えられない」。インターネット上では一月下旬ごろ、武漢市の病院で泣き叫ぶ女性看護師の動画が拡散された。医師や看護師が足りず、多くの医療従事者が不眠不休に近い状態だった。防護服やマスクなどの医療物資も不足し、感染する人も続出。中国政府の発表によると、二月下旬までに中国で約三千人の医療従事者の感染が確認されている。

湖北省の王暁東省長は一月二十六日、「三日以内に防護服やマスクの生産を拡大させる。三日後には省内の防護服の一日当たりの生産能力を一万二千件に、十日後には三万件に拡大する」と約束した。湖北省政府は三十日の会見でも、省内の企業を動員して医療物資を増産し、中央政府や他省に援助を求めて不足を補うと再度強調している。高機能マスクや防護服が多数寄付されているとも説明した。だが当局が寄付を医療現場に公平に分配していないとの疑念も噴出し、省幹部は「批判を誠心誠意聞き入れる」と異例の釈明に追い込まれた。

医療従事者たちに対する暴力も問題になっていた。満足な治療が受けられない中、感情的になった患者や家族が医師や看護師を殴ったりする例が増えたのだ。湖北省当局は二十九日、人につばを吐きかけた感染者は刑事責任を追及すると通知した。三十日には武漢の病院で死亡した患者の家族が医師を殴り、マスクと防護服を引きちぎったとして拘束された。あまりに過酷な環境に、現場の医師の不満は募る。当局は医療従事者を対象に、休日の付与や食事券の支給、子どもの進学や入試面での優遇措置を打ち出した。

人民解放軍が武漢入り

一方、中国共産党は、人民解放軍の医療隊を武漢に派遣することを決めた。医療崩壊で死者が続出している武漢は、もはや「戦時状態」の位置付けとなった。

二十四日、迷彩服を着た軍の医療隊員らが乗り込んだ軍用機が、上海、重慶、陝西省西安から武漢へと飛び立った。同日深夜までに計四百五十人の医療隊が武漢の空港に到着した。陸海空軍の軍医大学から選ばれた隊員たちだ。重症急性呼吸器症候群（ＳＡＲＳ）が流行した際に出動した経験のある隊員も含まれる。重症者の多い市内三つの病院に分かれて配置された。

中国では、軍は国ではなく共産党の指導下にある。軍を指導する中央軍事委員会の主席は、習近平国家主席が兼務している。国内で地震や洪水など大規模災害が起きたときには軍が出動することが多い。国営メディアなどは、そのたびに軍による救援活動をたたえる報道を展開する。武漢に入った医療隊についても、「私は共産党員です。行かせてください」「子どももいないので後顧の憂いはありません」など志願した隊員らが「出征」したと報じた。また、「現場では六～八時間はトイレに行けない」として紙おむつを穿いて医療活動に携わった隊員のインタビューを放映し、「最前線の模範だ」などと報じた。

並行して、人民解放軍以外にも省ごとに病院職員らによる医療支援団が組まれた。各地の空港から、段ボールに詰めた医療物資を携えた医師や看護師らが次々に武漢を目指して出発した。湖北省への医療支援団は、三月までに計四万人を超えた。

甘粛省では地元の共産党系メディアが、「美しい髪を切り落とし、戦地に赴く」として、湖北省に向かう医療団の壮行会で十数人の女性が丸刈りにされる動画を投稿した。涙を流す女性もおり、インターネット上では「明らかに嫌がっている」などと批判が集中。甘粛省当局は「丸刈りは感染予防のため」と釈明したが、専門家は「通常はキャップで頭髪を覆う」と疑問を呈した。

中国では、医療従事者の待遇が日本より低いとの指摘もある。しかも感染の危険性がある困難な現場への派遣だ。共産党としては、メディアを通じた宣伝で戦時ムードを高めて医師や看護師らを英雄扱いし、現場のやる気を高めようとしたのだろう。街頭や空港などでも、「白衣の天使に敬意を」などと書かれた横断幕をよく見かけた。

十日間で病院建設

医療崩壊の事態を打開するには、病院を増やすしかなかった。一月二十四日、武漢市の中心部から車で一時間弱の湖畔の空き地で、数十台のショベルカーが一斉に地面を掘り返し始めた。患者を受け入れるため、新しい病院の建設が始まったのだ。工期はわずか十日間の突貫工事だ。中国政府は重症急性呼吸器症候群（SARS）が流行した二〇〇三年に北京で急ごしらえの専門病院を一週間で建設したことがあり、その経験を生かすことにした。武漢に建設する新病院は「火神山医院」と名付けられた。敷地は東京ドームの約四分の三で、病床は約一千床。続いて別の場所では一千六百床の「雷神山医院」の建設も始まった。火神山医院は二月三日、雷神山医院は八日に運用を開始した。国営テレビは開院当日、さっそく運び込まれる患者の映像を報じた。院内には最新の医療機器が設置されたという。だが患者を担架で

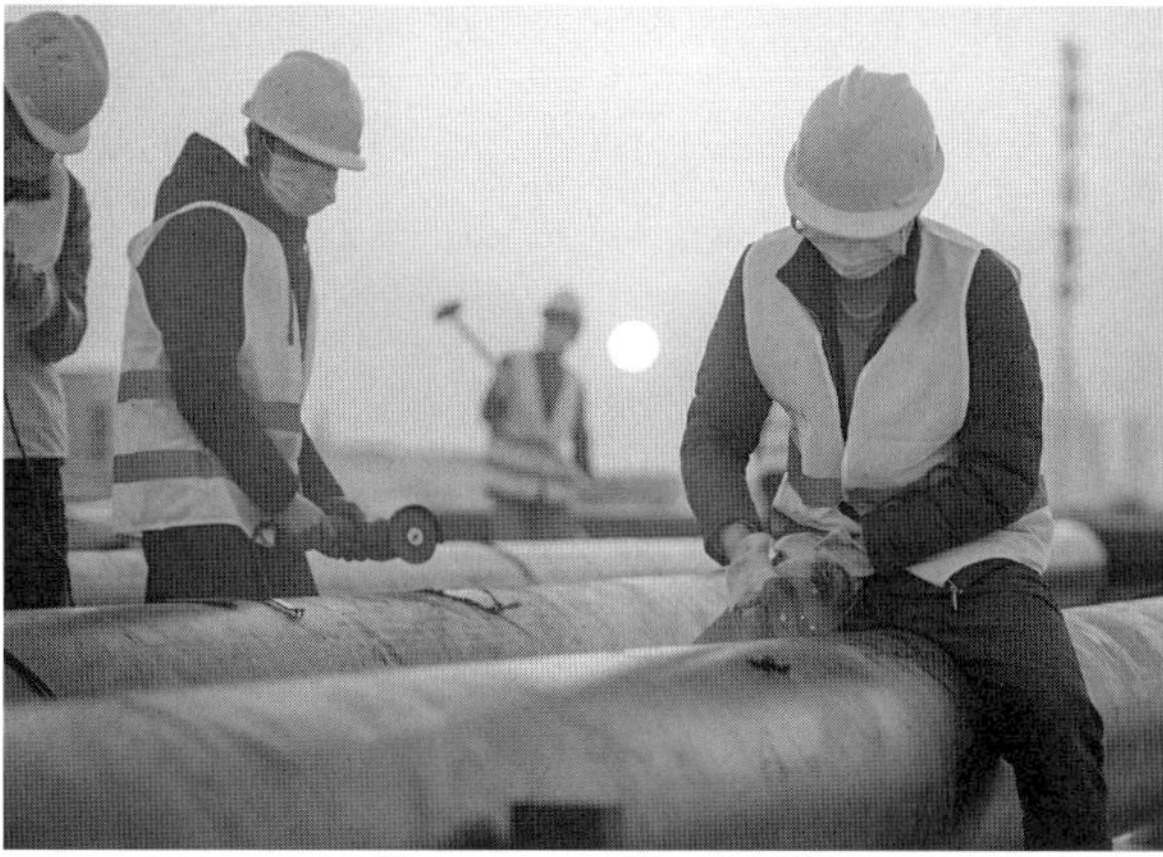

急ピッチで進められた雷神山医院の建設（2020年２月４日、新華社／共同）

運び込む場面を見ると、足元は泥だらけだった。急ごしらえでもとにかく病床を確保しなければならない苦しい事情が垣間見えた。

ただこの二つの病院だけでは、全ての患者を収容するには足りなかった。特に問題なのは軽症の感染者で、病床が足りないからといって帰宅させてしまうと、家族や周囲の人々などにうつしてしまう恐れがあった。街なかを出歩く可能性もある。そこで、市内の体育館や国際会議場といった公共施設にベッドを並べて臨時の収容施設とすることに決めた。これを「方艙《ほうそう》医院」と呼んだ。「方艙」はコンテナのような四角い箱の意味だ。もとは軍が戦地や災害現場などで野戦病院を設置するときに使われた手法で、トレーラーで運んできたさまざまなコンテナのようなユニットを組み合わせることで、診察室や検査室、入院用の病室などを一気に立ち上げるやり方だ。

武漢の方艙医院は、体育館などの広い空間を四角く壁で仕切り、そこにベッドを並べた。運用開始したのは二月に入ってからだ。市内十六ヵ所に計一万四千床のベッドを設置した。ベッドに敷かれた布団は色がばらばらで、あちこちからかき集めたことがうかがわれた。正式な病院ではないから、症状が重くなった人がいたら指定病院に転院させることにした。政府によると、累計で一万二千人の患者が方艙医院で過ごしたという。

だが患者の収容が全てうまくいったわけではない。武漢の三十代の女性は母が一月下旬に発症。病院へ連れて行ったがベッドがなく、二月上旬に医師のいないホテルに入れられた。病院の代替としてホテルなどの施設も「隔離ポイント」に指定され、患者を収容していたのだという。ところが母の容体が悪化して一時呼吸困難に。

正式に入院できるまで不安な日々を過ごしたという。

政府の合言葉は「全員収容」。だが武漢の二十代の女性は二月中旬、「(政府の)行動が遅い」と共同通信の電話取材に怒りをぶちまけた。父親が検査を受けたところ肺に影があることが分かり、感染が確定したものの、「隔離ポイント」の一つに入れられた。女性は「医療スタッフがいないし薬もない。食事と隔離場所を提供しているだけだ」と非難した。とにかく形だけでもどこかに収容するのが精いっぱいだったとみられる。

閉じこもった住民

市民生活にはどんな変化があったのだろうか。地元メディアによると、武漢市のある「小区」は、武漢が封鎖されると、さっそく「完全封鎖管理」を実施した。小区の出入り口にある鉄格子の扉を閉じ、人の出入りを止めたのだ。この小区に住むのは百世帯余りの約三百二十人。比較的小さな規模だ。まとめ役で共産党組織の一員でもある女性は「大学を退職した教員が多く、自衛意識が高い」と話す。微信のグループチャットを立ち上げ、住民は毎日体温を報告。集合住宅の共用部分の消毒も手配した。

問題は食料品など日々の必需品の調達だ。三、四日おきにグループチャットで各家庭から必要なものを募ってインターネット通販でまとめて購入した。小区の入り口に品物が届いたら、ボランティアや小区担当者が包装を消毒。電話で一世帯ずつ呼び出して取りに来てもらった。住民同士の接触を減らすためだ。

中国では近年、ネット通販が急速に普及し、市民生活に根付いている。スーパーだけでなく、ほとんどの飲食店も配達に応じるので、スマホさえあればたいていのものは配達してもらえる。もちろん代金もスマホで決済するから現金の受け渡しはない。次章で北京での私の経験も交えて触れるが、ネット通販という生活インフラが、外出規制下にある都市部の多くの市民生活を支えたといえる。

だがこの小区のようにきっちりと人の出入りを制限する取り組みを、全ての社区や小区が最初から実施したわけではない。武漢市が市内全域の小区で「封鎖式管理」を徹底するよう通知を出したのは二月十四日のことだ。小区の運営はある程度、住民に任されているので、対応はまちまちだったとみられる。

武漢の封鎖は四月上旬まで約二カ月半続くことになるが、当初、地元政府はそこまで長引くとは考えていなかったのかもしれない。湖北省の王暁東省長は封鎖開始の一月二十三日午後、「ちょうど春節が近づき人の流動量が非常に大きくなる。これは感染の広がりに大きなリスクをもたらす」と市民に呼び掛けた上で、「短期間の我慢で長期の平安を得よう。みなさんの理解と支持を求めたい」と訴えた。春節さえやり過ごせば通常の生活に戻れるかのような言いぶりだ。

ただ市民は封鎖が始まってすぐ、食料品などの買いだめに走っている。需要が急上昇したとみるや、価格をつり上げる業者もすぐに現れた。王氏は二十三日、「今日の状況を見ると、市場は一定の影響と変動を受けたようだ」と述べ、価格高騰があったことを認めている。「物資と市場への供給は十分に足りている。武漢市が貯蔵しているコメは五〇〇〇万キロ、食用油は四〇〇〇トン、豚肉、牛肉は一万トン以上ある。道路は封鎖したが、貨物は通している。雲南、海南省から農産物などが運ばれているところだ。物価をつり上げる不法行為は法に基づいて取り締まる」とも強調し、事態の沈静化を図った。

邦人救出作戦

突然の武漢封鎖で、現地の多くの日本人は、なすすべもなく取り残されてしまった。自動車などの工場が集まり、大きな消費市場でもある武漢市には多くの日本企業が進出し、日本人駐在員やその家族のほか、留学生や自営業者なども滞在していた。その数は少なくとも五百人程度に上るとみられた。現地邦人の間では封鎖を「まったく予想していなかった」と困惑が広がった。多くの人が急いで食料や飲料水を買い込んで自宅待機を始めた。都市封鎖がいつまで続くか分からない。感染が爆発的に拡大して医療崩壊する中、感染しても十分な治療を受けられる見込みはない。食料や水すら確保がままならなくなる可能性もある。命が危険にさらされる状況になっていた。

安倍晋三首相は封鎖から三日後の一月二十六日、武漢市に滞在する邦人について、希望者全員をチャーター機などで帰国させる考えを示した。茂木敏充外相は同日、中国の王毅《おうき》国務委員兼外相と電話会談して支援を要請。王氏も理解を示した。米国、ロシア、韓国などもチャーター機などで駐在員を帰国させようと中国側と交渉していた。中国も、米国の動きに対して「相応の手配をし、必要な協力をする」とコメントするなど、前向きに対応しようとしていた。

日本政府は当初、二十八日にチャーター機二機と政府専用機二機を武漢に飛ばし、一気に邦人を帰国させる案も検討していた。だが政府専用機は航空自衛隊が運航する。中国にとっては軍用機扱いだ。武漢は日中戦争で旧日本軍に占領された歴史もある。中国側は難色を示した。

一方、武漢には日本の領事館がない。邦人の安全確保などは北京にある日本大使館が担当していた。大使館は二十六日に電子メールなどを通じて帰国希望調査を開始。武漢市以外の湖北省の都市でも都市封鎖が始まっており、多くの邦人が取り残されていることが分かってきた。このため大使館は武漢だけでなく湖北省内にいる帰国希望者を全員、帰国させる方針を決めた。とはいえ、公共交通機関やタクシーがストップし、外出もままならない厳戒態勢下で、邦人全員が感染を防ぎながら自力で武漢の空港にたどり着くのはとうてい無理だった。日本大使館員は急きょ、北京から千二百キロ離れた武漢に館員ら十人を車で派遣。武漢市内に何カ所か集合場所を設定し、邦人らをバスで空港に運ぶ作戦を練り始めた。日本政府が民間チャーター機で在留邦人の帰国を支援したのは、二〇〇二年のインド・パキスタンの対立による情勢悪化の際の例などがある。ただ、感染症の蔓延という特殊な状況で、これだけの大人数を帰国させるというのは前代未聞の〝作戦〟だった。簡単にいくとは思われなかった。

中国人企業家が邦人の帰国を支援

一月二十七日には、チャーター機の第一便が二十八日に武漢に向けて日本を出発する見通しがついた。中国側から、一機を受け入れる態勢が整ったと日本側に連絡があったのだ。現地の邦人らは微信でチャットのグループを作るなどして連絡を取り合い、いつでも家を出られるよう最低限の荷物をまとめて準備した。この時点で判明していた帰国希望者は約六百五十人。しかし第一便には二百人程度しか乗れない。多数の感染者が確認された華南海鮮卸売市場の近くに住む人から優先して帰国することになった。

日本時間の二十八日午後八時十分過ぎ、全日空のボーイング767が武漢を目指して羽田空港を出発した。並行して、武漢では第一便に乗ることになった邦人が、集合場所となった市内の複数のホテルなどから、大使館が手配したバスに乗り込んで空港を目指した。この舞台裏で手を貸したのが、地元武漢の中国人企業家、朱敦《しゅとん》尭《ぎょう》さん（五十六）だ。朱さんは自動車関連ソフトウエア会社の会長で、日本企業や現地の邦人社会と関係が深かった。日本人が帰国したがっていると知ったのは一月二十五日。日本大使館と連携していたジェトロ武漢事務所の所長から支援を要請され、承諾した。翌日には日本大使館から、バスと運転手の確保を正式に依頼された。

朱さんは日本語ができる社員などを集めて対策チームを作ってバスを手配。第一便に乗る邦人らは無事に空港に行くことができた。現地時間の二十八日午後十一時二十九分、待ちわびた第一便の全日空機が、ついに武漢に着陸した。チャーター機には、マスクや防護服など中国への支援物資が積まれていた。二十六日に茂木氏と王氏が電話会談した際、王氏が物資の支援を求めていたのだ。中国のメディアは日本からのチャーター機で支援物資が届いたことを大きく報じた。

第一便に乗り込んだのは子ども四人を含む邦人二百六人。午前四時五十七分、ついに羽田を目指して武漢の空港を出発した。

だが第二便以降の現地のオペレーションは難航した。第一便で帰国した邦人の一部に発熱症状があったことが分かり、邦人の送迎を拒む運転手が出たのだ。朱さんは何とかバスを集めたものの、武漢ではますます交通規制が厳しくなり、当局の「通行証」がなければバスをあちこち動かすことができなくなっていた。このままでは第二便の武漢入りに間に合わない。朱さんは思い切って武漢市の副市長に直接連絡して窮状を訴えた。その結果、通行証のある国有企業のバス十一台と運転手を確保できた。

邦人を迎えに行く範囲は、次第に武漢市中心部だけでなく、湖北省内の別の都市などへも広がった。全身を白い防護服に包んだ中国人運転手たちがバスを走らせる。第四便では午後十一時の空港の集合時間に間に合わせるため、十九時間前の午前四時に出発したバスもあった。ルート上には、地元住民が自衛のために勝手に設けたとみられる「関所」もある。湖北省荊州《けいしゅう》市では、邦人を乗せたバスが同市から出ようとすると、地元当局に「健康証明が必須だ」と止められた。七時間も足止めされたが、湖北省当局も巻き込んで調整した結果、空港に向かうことができた。最後の五便目のチャーター機が武漢を飛び立ったのは二月十七日のことだ。計八百二十八人が日本にもどることができた。その陰に、地元の人たちの尽力があったことはあまり知られていない。

第三章 中国全土に感染拡大

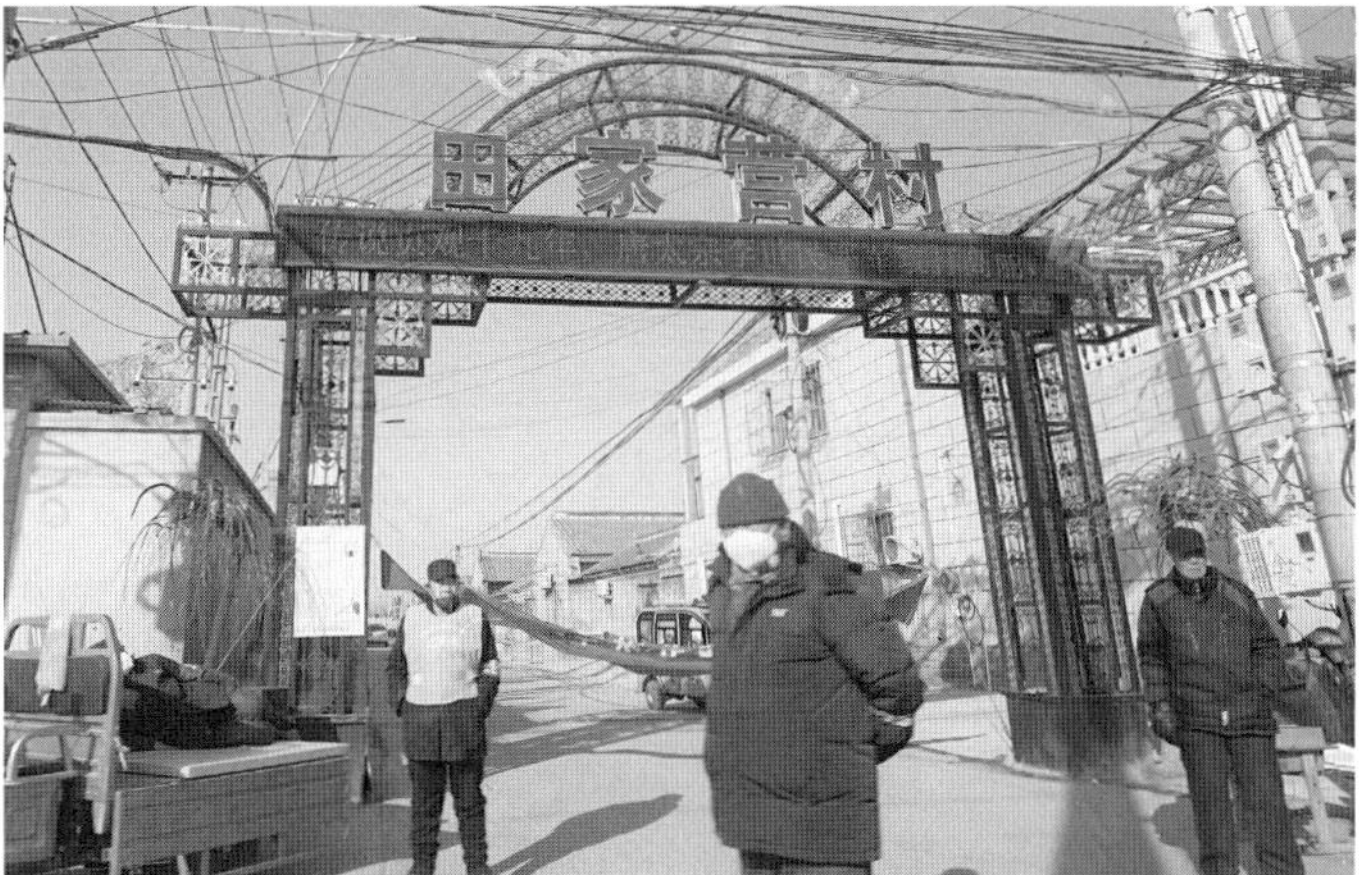

北京郊外の村の入り口で通行規制を行う村人（2020年１月30日、共同）

対応の遅れ認めた武漢市長

共産党が事実上の独裁体制を敷く中国で、当局が何かの非を認めることは少ない。だが深刻な医療崩壊を見れば、湖北省武漢市で新型コロナウイルス感染症への対応が遅れたことは、誰の目にも明らかだった。武漢市の周先旺市長は二〇二〇年一月二十七日に放送された国営中央テレビのインタビュー番組で、非を認めざるを得なかった。

黒いジャンパー姿で水色のマスクを着けた短髪の周氏が、一言一言、かみしめるように質問に答える。「私たちの危機対応能力は改善が必要だ。情報公開の遅れもあったし、仕事の至らないところもあった」と、率直に誤りを認めた。

さらに驚いたのはその後の証言だ。周氏は「情報公開の遅れについては、みなさんに理解してもらいたい。『伝染病防治法』というものがあり、地方政府として、私は情報を得ても、権限を与えられなければ公開できないのだ」と話した。つまり、中央政府が武漢市に情報公開を素早く許可しなかったことが悪い、と批判しているようなものだ。武漢市政府が主体的に仕事ができるようになったのは、中央政府が対策の本格化を宣言した一月二十日以降のことだったとも証言した。

周氏の発言の背景には、地方政府の権限が限られているという根本的な不満もありそうだ。中国には三十一の省・自治区・直轄市がある。大きな省や、武漢市のような巨大都市なら、一つの国家ぐらいの人口や経済規模を持っている。そのため地方政府は、独立王国のような存在感を帯びている。中央が打ち出した政策方針を具体的に実行するのは地方政府なのだが、必要ないと判断すればのらりくらりと遅らせることもよくある。だが中央集権であることは大前提だし、税収の配分なども中央が優先されている。中央と地方には、見えにくいが常に緊張関係がある。

実はこのインタビューの前日、二十六日に武漢市で開かれた記者会見で、周氏はもうひとつ衝撃的な発言をしている。武漢市の封鎖で人の流れは止めたものの、その前に春節（旧正月）の帰省などで「五百万人余りがこの街を離れた」というのだ。

武漢には、同じ湖北省や他省の農村部から多くの「農民工」と呼ばれる出稼ぎ労働者がやって来て定住している。建設現場のほか、飲食店などのサービス業も支える重要な労働力だ。こうした人々が年に一度、春節の時期に帰省する。国が決めた連休は二十四日からだったが、二十三日に武漢が封鎖される前の一月上旬に、既に帰省ラッシュは始まっていた。また武漢ほどの大都市なら、春節をはさんで長期休暇を取って海外旅行に出掛ける市民も多い。直行便のある日本にも、大勢が既に出掛けていたはずだ。そのため、この五百万人発言は、国際的にも反響を呼んだ。

周氏の一連の発言は、中国の当局者にしては珍しく率直だ。第一章の末尾で触れた、武漢封鎖前に「全市民が封鎖の対象になるわけではない」という趣旨の発言をしたのも周氏だ。中国当局者は公の場では公式見解を繰り返すことが圧倒的に多いのだが、周氏の一連の発言は逸脱している。経歴を見ると、周氏は少数民族の土家《トウチャ》族で、湖北省でのたたき上げだ。十七年前の中国メディアの報道を見ると、省内の少数民族の自治州で州長だった周氏が、副首相に地元の鉄道建設プロジェクト推進を直訴した様子が報じられており、「飾り気がなく率直な性格」と評価されている。

次章で述べるように、湖北省や武漢市の一部の幹部は新型ウイルス対応のまずさの責任を取らされる形で事実上更迭されたが、周氏は市長の地位にとどまっている。

既に多くが省をまたいで移動

春節に入り、中国政府が発表する発症者や死者の数はみるみる増えた。中国政府が発症者の数を継続的に毎日発表し始めたのは一月二十日からだ。累計で見ると、二十四日には発症者が千人を超え、死者は四十一人となった。二十八日には発症者が六千人に迫り、死者は百三十人を超えた。三十日には中国でただ一つ発症者のいなかったチベット自治区でも患者確認が発表され、中国全土に感染が広がったことになった。三十一日には累計の発症者が一万人を超え、死者は二百六十人近くに達した。二月前半は発症者が一日あたり数千人のペースで増えている。二月十五日までの累計の発症者は六万八千五百人、死者は千六百六十五人となった。

私は当初、新型ウィルスの発症者が、二〇〇二～〇三年に大流行した重症急性呼吸器症候群（SARS）を上回ることがあるのだろうかと注目していた。SARSがいかに大変だったかという話も、新型ウィルスが出て以降、よく聞いた。中国でマスクが初めて普及したのはSARSがきっかけだったと振り返る人もいた。だが中国本土での新型ウイルスの発症者は、早くも一月二十八日に、あっけなくSARSの五千三百二十七人を上回った。

感染拡大の背景には、近年、高速鉄道や高速道路が急速に発達したことがある。高速鉄道は各省の中心都市をはじめ主な地方都市を網の目のように結んでいる。総延長は三万キロ超と、日本の新幹線の十倍を上回っている。高速道路はさらにきめ細かく整備されている。私たち記者は災害取材などでへき地に行くこともあるが、相当な山奥まで高速道路が通じているのに驚かされることが多い。春節の帰省の定番の交通手段である長距離バスも路線が豊富だ。

流行し始めた時期も最悪だった。国民が最も激しく移動する春節に重なってしまったからだ。第一章でも触れた通り、春節前後の四十日間に移動する人数は約三十億人。武漢は封鎖したものの、帰省ラッシュは一月上旬から始まっており、既に多くの人が省をまたいで移動していた。

統計をめぐる混乱

中国当局が発表している発症者や死者のデータは信用できるのだろうか。中国の国家衛生健康委員会が発症者や死者のデータを毎日発表するようになったのは一月二十日からだ。地方政府からデータを吸い上げ、集計した上で朝方にホームページで発表する。だが発表時間がきちんと決まっているわけではない。特に一月下旬から二月上旬にかけては、早いときは午前五時台、遅いときは午前九時台など、その日によってころころ変わった。後から振り返ると中国の発症者数は米国などに比べれば少ないのだが、このころは世界的な流行の前で、世界中が中国の状況に注目していた。私たち記者は発症者が増えるたびに速報しなければならないので、毎朝交代で早起きして発表を待った。

だが頑張って早起きして伝えているこの統計はどのぐらい正確なデータなのだろうか。そんな疑問は常に付きまとっていた。国家衛生健康委員会は感染者の数を「確定診断病例」として発表している。実はこの数字に、無症状の感染者は含まれていない。だから私たちは「発症者」と表記して報じている。無症状感染者の数も発表しはじめたのは四月一日になってからだ。ただし、発表前日に新たに確認された無症状感染者の数を公表するだけで、累計の人数は明らかにしていない。

いったん変更した診断と統計の基準を一週間ほどでまた元に戻すという混乱もあった。二月十二日、政府は武漢市を含む湖北省に関しては、ウイルス検査が陽性かどうかの結果を待たず、肺に影があれば「臨床診断」ができたと捉えて「確定診断病例」に加えるよう基準を変更した。つまり統計に加える対象を広げたのだ。より幅広い人を感染者と捉えて隔離か入院をさせないと、感染が拡大するばかりだと判断したのかもしれない。この結果、変更前はおおむね一日あたり二千〜三千人の増加だったのが、変更初日の十二日は一気に一万五千人余り増加した。その後も連日、数千人レベルで発症者が増え続けた。

ところがわずか一週間後の十九日に、当局は再び基準を元に戻してしまった。このため十九日に新たに確認された発症者は約四百人と、大幅に減少した。香港大の研究チームは四月にこの変更を振り返り、英医学誌『ランセット』で発表した論文で、基準を戻さなかった場合の感染者の数を推計している。二月二十日までに感染者は二十三万二千人に達していたはずだという。国家衛生健康委員会が発表した同日までの累計の発症者は約七万五千人だ。

刑務所でも集団感染

中国の統計データといえば、国内総生産（ＧＤＰ）などの経済統計が実態を正確に反映しているのか、国際社会からは長年、疑問の声が出ていた。ただ経済の世界では中国の発表はしっかり注目されていて、株式売買の判断材料にもなるし、企業のビジネス戦略を左右してもいる。集計方法そのものが正しいかどうかはともかく、少なくともいつも同じ基準で統計が取られている以上は、過去のデータと比較して「良くなった、悪くなった」と議論することはできるだろうと、皆が認識しているからだ。だが今回の発症者の統計のように基準そのものが途中でころころ変わるようでは、時系列でも実態が追えなくなってしまう。

一方、二月二十一日には、前日に湖北省で判明した新たな発症者を四百十一人から六百三十一人に訂正した。湖北省の刑務所で二百七十一人が感染し、そのうち二百二十人がこれまでの統計に含まれていなかったことが分かったのだ。湖北省は

「刑務所は（感染者の）報告システムに組み込まれていなかったため」だと説明した。刑務官が外部で感染者と接触し、刑務所にウイルスを持ち込んだ可能性が指摘されている。ほかにも山東省と浙江省の刑務所で計約二百四十人の感染が確認された。

さらに、流行の初期に死亡した人たちの中には、そもそも病院に受け入れられず、自宅などで亡くなった人も多い。受診や入院ができた場合でも、医療崩壊の混乱の中で、きちんとカウントされなかった人たちが相当いたもようだ。こうした人たちは統計に含まれていない。武漢市当局は調査チームを結成し、四月中旬になって死者数を一千二百九十人上積みし、計三千八百六十九人と訂正発表した。武漢市当局は「訂正は（政府が）社会の関心に応え、生命を尊重することの表れだ」と自賛したが、調査ですくい切れていない人が多数いるとの疑念が、市民の間で根強く残っている。

ゴーストタウンとなった北京

首都・北京の中心部も、一月二十四日に春節の連休が始まったあたりから緊張感が高まってきた。地下鉄の駅では、改札を通る全員に検温が義務付けられた。中国の地下鉄は普段から改札を通る前に手荷物を機械に通し、人も金属探知機を通らなければならない。新型ウイルスの発生に対応して、このチェックポイントに検査員が配置された。額に向けるピストル型の非接触型の体温計で、一人一人検査する。駅によっては全身を白い防護服で包んだ検査員が現れ、ものものしい雰囲気になった。

実は普段の手荷物検査は、やる気のない表情の係員が多く、あまり緊張感はない。だが一月の終わりごろに近所の駅から乗ってみると、さすがに発熱患者を乗せたら大変なことになるということなのか、一人一人しっかり立ち止まらせて検温していた。

無事に検査を終えると改札口だ。中国では現金で切符を買って地下鉄に乗る人はほとんどいない。プリペイドカードやスマートフォンの非接触式の支払いで改札を通る人が多い。私もスマホでの支払いだ。感染を防ぎたいので、改札機の読み取り部に触れないよう気を付けながら、スマホをかざして通る。ホームに降りると、ほとんど人がいなかった。北京の中心部は毎年、春節の連休に入ると官公庁や企業が休業になるので静かになるのだが、それにしても人が少ない。列車に乗り込むと、一両に私以外に二人しか乗っていなかった。二人ともマスクを着けてうつむいている。

「国貿」と呼ばれる商業エリアに行ってみる。超高層のオフィスビルや商業施設、ホテルが集まり、休日にはたくさんの買い物客でにぎわう場所だ。高級ブランドを含む小売店や飲食店、食品スーパーまで、複数のビルが通路でつながっていて巨大な商業エリアになっている。しかしほとんどお客さんが歩いていない。

営業している店はけっこうある。若者を中心に最近人気がある「チーズティー」の店も営業していた。「ウーロン茶と青島《チンタオ》ビールとチーズクリーム」を混ぜたものなど、風変わりなドリンクが面白くて私もよく行列に並んでいたのだが、今日は客が一人もいない。行列がないとなぜか買う気持ちがうせてしまい、素通りして他の店も見て回った。どこもがらがらだ。マスクを着けた店員たちは、一生懸命に店内の掃除をする人と、仕事をせずにひたすらスマホをいじる人の二種類に分かれているようだ。

例年、春節といえばみんな気持ちが大きくなるので、いつもより買い物をするし、家族で集まって食事をする人も多い。以前は自宅や実家で過ごす人が多かったが、近年は都市部の小売り、飲食業にとっては一種のかき入れ時になっている。日本でいえばクリスマス商戦のようなものだ。それなのにショッピングモールにはほとんど人が歩いていない。まるでゴーストタウンだ。同じような光景が全国各地に広がっているのだろう。経済にたいへんな打撃が出ていることは一目瞭然だった。

バリケードで集落を封鎖

すぐに北京でもマスクや消毒液が品薄になり始めた。一月末ごろには、マスクの価格を不当につり上げたとして摘発される業者も出ている。日系企業の中には、慌てて日本からマスクを取り寄せるところも多かった。大気汚染対策でマスクを備蓄していた企業も多く、中国人スタッフも含めた従業員に配ったところもある。一方で従業員のマスクが確保できないために在宅勤務に切り替えた企業もあった。

一月下旬まで頑張って営業していた小売店や飲食店も、二月に入るころから休業が増えたようだった。営業を続けられるのは食品スーパーなど必需品を売る店だけになった。自宅の近所にあるセブン‐イレブンの出入り口には「みんなの命を守るため、入店する際は『必ず』マスクを着けてください」という手書きの紙が貼られた。ビルというビル、店という店が入り口で検温をするようになった。どこに行っても額や手首にかざす非接触型の体温計を持った人が待ち構えている。自宅の集合住宅の敷地も、出入りするたびに検温が必要になった。地下鉄の改札口の検温は空港で見かけるような高性能なサーモグラフィーに置き換わった。ちょっと立ち止まると自動的に計ってくれる。

インターネット上には、各地で住民らが自主的に「小区」や集落の出入り口に〝関所〟を設置し、住民以外が入ってこないよう監視を始めたという話題があちこちから投稿された。自分たちで通行証を発行して、住民の出入りを管理し、よそ者を入れないようにするところも出始めた。

私の知人は北京郊外の集落にある夫の実家にたまたま滞在していたが、近所の人たちがバリケードを築いて集落を封鎖したため、出られなくなってしまった。当局の許可は取らず、自発的に実行したのだという。道路に盛り土をして鉄板のようなもので壁を作って完全にふさいでしまった。「お上は頼りにならない」「地縁血縁がない人は信用できない」ということなのだろうか。自分たちの命は自分たちで守るという危機管理意識の強さが一気に表面化してきたように思えた。

飲食店は営業を全面的に禁止されたわけではなく、ほそぼそと開けている店もあった。だが二月に入ると北京市では「グループでの会食は禁止」という通知が出た。「グループ」とは何人を指すのかが分からない。二人は構わないのか。三人は「グループ」ではないのか。周りの中国人に聞いても「よく分からない」という。店側も様子を見ながら営業しているようだった。

デリバリーに助けられる

外を出歩くと感染の危険があるし、どうせお店も開いていない。私が住んでいるエリアに外出禁止令が出たわけではないが、出掛ける場面は自然と、極端に少なくなった。新型ウイルス関連の記事をたくさん発信しなければならないので、昼ご飯をゆっくり食べる時間もない。職場は住居と同じ敷地内にあるので、一日中、敷地から出ない日が増えた。

そんな暮らしを支えてくれたのは、中国で発達しているデリバリー（配達）だ。数年前から、中国では生活に必要なたいていのものがスマートフォンで購入でき、配達してもらえるようになっている。バイクや小型の電動車で走り回る配達員の姿は、北京や上海、その他の地方都市も含めて、街に溶け込んだ風景になっていた。

例えば食事なら私はスマホで「餓了麼《ウーラマ》」というアプリを使っている。「おなかすいた？」という意味だ。このアプリには市内の主な飲食店はだいたい登録されていて、利用者はスマホの画面で店を選び、さらにその店の料理の写真付きメニューを見ながら注文できる。配達にかかるおおよその時間も出る。混み具合にもよるが、近所の店なら三十分ぐらいで届く。マクドナルドのようなファストフードから、観光ガイドに載っているような有名な北京ダック店まで、よりどりみどりだ。

代金の決済は、注文時にスマホで済ませる。バイクの配達員がどこを走っているか追跡できるし、届いたら電話で知らせてくれる。新型ウイルスが流行する前は玄関まで持ってきてくれたが、いまは感染防止でほとんどの集合住宅が部外者の立ち入りを規制しているから、敷地の門まで取りにいくことになる。

ただ三食ともデリバリーに頼ると、カロリーがオーバー気味になってしまう。あまりに選択肢が多いので、選ぶのが面倒になり、つい同じものを何度も頼んでしまうというぜいたくな悩みもある。そこでネットスーパーも併用した。私がよく使ったのは電子商取引（ＥＣ）の世界的大手として知られるアリババグループが展開する「盒馬鮮生《フーマー》」というネットスーパーだ。スマホで品物を注文して自宅まで届けてもらうサービスで、野菜や肉などの食材や調味料から飲料水やお菓子、せっけんやシャンプーなどの日用品など、普通のスーパーと変わりない品ぞろえだ。しかも三十分から一時間で届けてくれるので、「今日は料理をするぞ」と思い立った時点で食材を買うことができる。野菜の鮮度も良い。営業を続けていた近所の無印良品で一人用の土鍋を買ってきて、鍋料理を作ったりした。

電化製品などは「京東集団（ＪＤドット・コム）」や、アリババ傘下の「淘宝《タオバオ》」などが頼りになる。在宅勤務に使う家庭用印刷機のほか、運動不足解消のため部屋の中で自転車こぎの運動ができる器具も買った。二千元（約三万円）で、自分で組み立てるのに三時間もかかって大変だったが、満足のいく買い物だった。

出稼ぎ労働者

ただ一月下旬から二月ぐらいまでは、こうしたさまざまな商品の配達が、かなり滞ったのも事実だ。まず、中国全土で各省をまたいで移動するトラックなどの交通規制が厳しくなったため、長距離の物流が滞るようになった。二月に玄関に敷くマットを注文したのだが、南部の広東省の業者だったため、出荷後に途中で「感染症の影響で遅れています」という通知が来た。届くまでに三週間かかった。

近所のネットスーパー、盒馬《フーマー》鮮生からの配達も一時ストップしてしまった。配達員が確保できなくなったのだ。配達を担っているのは都市部に出稼ぎに来ている労働者たちが多い。例年、春節の休暇は帰省してしまうから配達員が減ってしまうのだが、今年は新型ウイルスの影響で故郷に帰ったままになった配達員が多く、深刻な人員不足になったのだ。一方で客が激減した飲食店などは従業員が余っていた。そこで盒馬鮮生《フーマー》は、こうした従業員を配達員として派遣してもらう仕組みを導入した。飲食店も人件費の負担が減って助かる。臨機応変なアイデアだった。

ただ、各種の商品の配達を介して感染が広がる心配も指摘された。各業者は従業員や配達員の健康管理を強化した。二月上旬、いつもの中国料理店の料理を注文すると、配達員が持ってきた袋には調理担当者、包装担当者、配達員の体温が書かれた紙がホチキスでとめてあった。

封鎖され外出が規制された武漢でも、料理や食品の配達が市民の生活を支えた。感染者の治療に当たった医療従事者の苦労は言うまでもないが、配達員たちも都市の生命線だったといえる。

春節を延長

春節の連休は本来なら一月三十日までで、三十一日から企業や官庁が活動を再開するはずだった。だが感染者が増え続け、全く収束が見通せない中で社会経済活動を活発化させれば、さらに感染が拡大することは明白だった。そこで中国政府は二十七日、春節休暇を二月二日まで延長し、三日から通常業務とすると発表した。休暇といっても、実質的には「企業活動を再開するな」という意味だ。

大学や小中高校の再開も同様に延長された。地方政府ごとに独自の措置を打ち出すところもあり、上海市はさらに先の二月九日まで企業を休業させると発表した。もちろん、中国各地にある日本人学校も授業再開の見通しはつかなくなった。

各企業は当局からの通達を受け、完全に休業するか、事業を継続する場合も在宅勤務を進めた。多くの日系企業は、駐在員の家族を、まず日本へ帰国させた。だが駐在員本人を日本に戻すかどうか、ぎりぎりのところで迷っていた。日本人幹部社員が帰国すると、ビジネス上の契約ができなかったり、工場の生産管理がおろそかになったりして、現地法人の事業が立ち行かなくなると懸念する企業も多かった。しかも新型ウイルスの影響で物流が止まるなど非常事態にあるからこそ、判断の難しい問題も次から次に発生する。簡単に現場を離れるわけにはいかない。中国人スタッフたちの雇用維持や健康管理にも注意を払わなければならない。

だが日本ではまだ感染者が増えていない段階だったため、多くの企業では本社の危機感が高まっていなかった。ある北京駐在員は、本社に状況を説明すると「感染しても普通の風邪と同程度の症状らしい。様子を見よう」と一蹴され、大きな温度差を感じたという。また、駐在員本人や家族が中国で熱を出した場合、出国の検査で止められるので帰国はできない。だが「いざとなれば解熱剤で熱を下げて帰国すればいい」と言われた駐在員もいた。そんなことをすれば機内で感染が拡大する恐れがある。絶対にしてはいけないことだ。多くの企業で、駐在員たちは不安を抱えながら仕事を続けた。

記者会見もオンラインに

記者の仕事も様変わりした。中央政府や地方政府の各部門は、最新の感染状況や対策の内容を発表するため連日、記者会見を開いた。会見場には、あちこちで現場取材をしてきた記者が集まるので、感染拡大のリスクが大きい。出席の条件として「十四日以内に武漢に行ったことがない記者」といった条件が付けられた。事前に氏名を登録し、入り口で体温をチェックされた。

インターネット会見も増えた。中国外務省は毎日午後に定例記者会見を開いている。日本のテレビニュースでこわもての報道官が米国を非難している様子などがよく取り上げられる、あの会見だ。会見場での開催は取りやめ、通信アプリ、微信《ウエイシン》のグループチャットで開かれるようになった。毎日午後三時に、チャットで質問を投げかけ、報道官が答えるという方式だ。質問と回答が入り乱れて少し読みにくかったが、次第に慣れた。ほかにも、ビデオチャット方式での記者会見を取り入れる省庁もあった。

取材先と個別に会うこともできなくなってしまった。ほとんどが微信や電話による取材だ。ただこういった通信手段は、当局が監視、盗聴することができるので、注意が必要だ。微信は中国で最も普及している通信手段で、とても便利だが、当局が不適切と判断する情報は、そもそもやりとりができない。そういった内容に触れる語句が文中にあるだけで、送ったと思ったメッセージが届いていないということが日常的に発生する。自動的に削除されてしまうのだ。

「髪を切りたいんだって？」

私たちの職場でも出社する人数を極力減らすため、在宅勤務を導入した。ただ、中国の一般家庭のインターネット回線は、そこそこの通信速度は出るものの、日本に比べれば不安定だ。閲覧できない海外サイトがたくさんあるし、記事を送るための社内システムにもログインできないことが多かった。それでも地下鉄通勤などで感染のリスクにさらされるよりはましだと考えるようにした。連日の出稿による睡眠不足で疲労しきっていたので、仕事の合間の短い時間でも、自宅のベッドで休めるのは利点だった。

私が意外と困ったのは美容院や理髪店が一斉休業の対象となってしまったことだ。一カ月半に一度は切っていたので、だんだん耐えられなくなってきて、職場でも愚痴を言っていた。あるとき同僚がその話を何げなく職場の専属運転手にしたら、「俺が切る」とやる気になってしまった。私が夜勤のため職場に一人でいると、その運転手が「髪を切りたいんだって？」と突然部屋に入ってきた。手にはもうバリカンを持っていて、やる気満々だ。「ちょっと待って。いま仕事中だから無理ですよ。日を改めましょう」とその場はおさめたが、もう断れない感じだ。正直言って、素人に切ってもらうのはとても不安だった。二日後、職場の洗面所の鏡の前に椅子を置き、使い捨ての雨よけポンチョから頭だけ出してバリカンで刈ってもらった。「プロに教わったことがある」とかでスムーズな手つきだ。出社していた職場のみんなが集まって大笑いしながらカメラやスマホで撮影するので、緊張して大汗をかきながら刈ってくれた。なかなかの仕上がり。そんな騒ぎが良い気分転換に感じられるほど、どこにも出掛けられないストレスがたまり始めていた。

第四章

立て直し図る習近平指導部

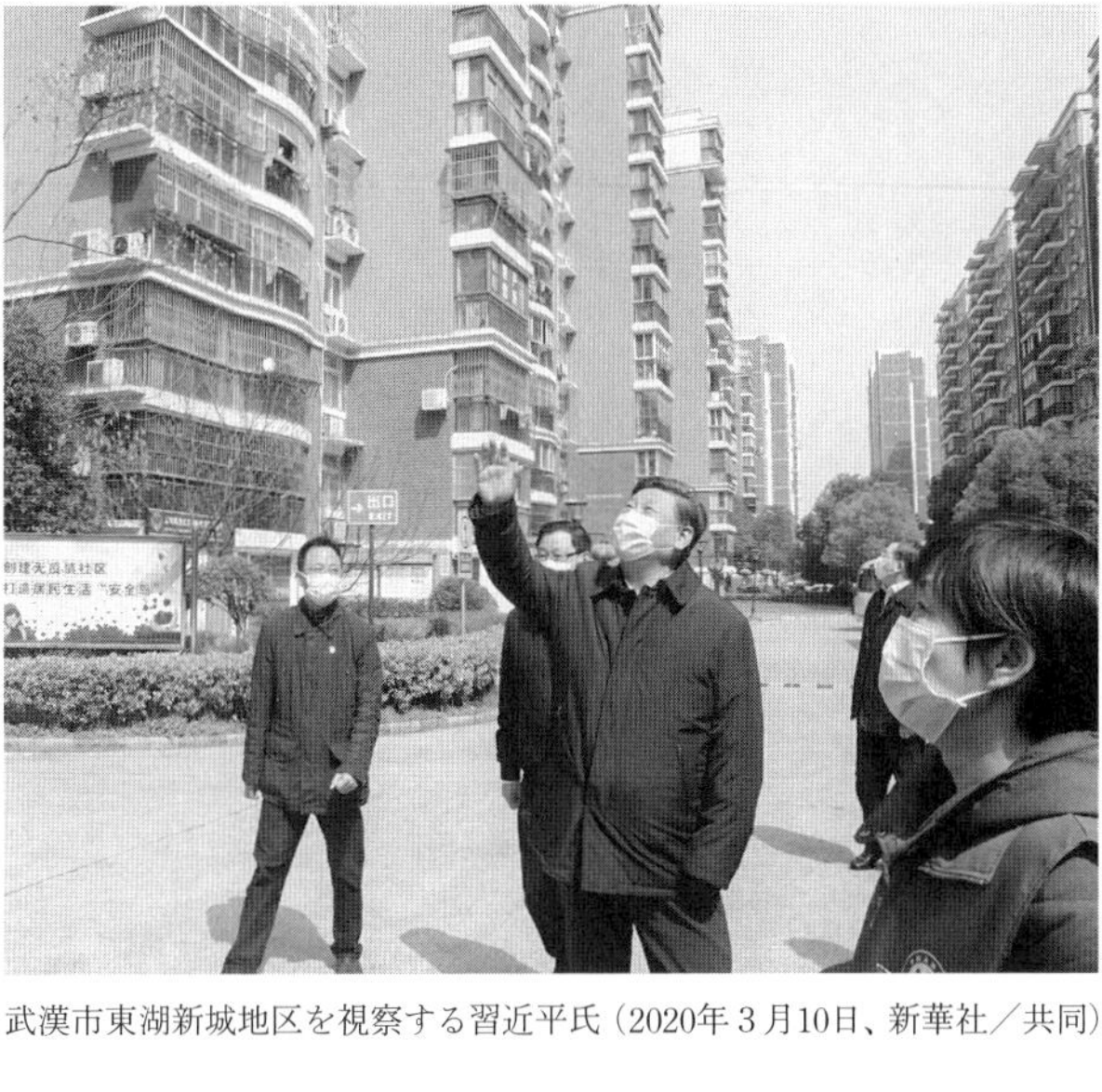

武漢市東湖新城地区を視察する習近平氏（2020年３月10日、新華社／共同）

人民大会堂の新年会

この章では、新型コロナウイルス感染症への初動が遅れた中国指導部が、どのように態勢を立て直そうとしたのかを振り返りたい。

実は湖北省武漢市が封鎖されたのと全く同時刻の二〇二〇年一月二十三日午前十時、約千二百キロ離れた首都・北京の中心にある人民大会堂の大広間では、春節（旧正月）を祝うパーティーが開幕していた。政財界や軍の約二千人の出席者らが立ち上がって拍手する中、習近平国家主席を先頭に、共産党指導部のメンバー計七人の全員が会場に入場した。人民大会堂は日本の国会議事堂にあたる建物だ。一年で最大の政治イベントである全国人民代表大会（全人代）が開かれるほか、外国首脳との会談などでも使われる。目の前には天安門広場が広がっている。

習氏が演説し、「鼠年大吉、万事如意（鼠年が大吉となり、すべて思うままにゆきますように）」とあいさつすると、十人掛けの円卓が約二百も並ぶ会場から再び拍手が起こった。習氏は会場内を歩き、列をなして待ち構える出席者と次々に握手をかわした。ほかの指導部メンバーも笑顔で握手をして回る。もちろんマスクを着けている者などいない。封鎖され、医療崩壊も始まっていた武漢とは別世界のようだ。

この三日前の二十日に、習氏の指示があったとして政府が新型ウイルスへの対応を本格化させると発表したばかりだ。その後、感染は地域的にも、人数の面でも中国本土で急速に拡大していた。二十日時点の発症者は中国本土全体で二百九十一人。そのうち大多数の二百七十人は湖北省だったが、二十三日には発症者は三十一の省・自治区・直轄市のうち二十九に広がり、計八百三十人となり、死者も二十五人に増えた。

習指導部としては、例年通りに人民大会堂で春節パーティーを開くことで、党・政府が通常通り機能していることを見せたかったのかもしれない。だが恐らく、まだ総力戦で新型ウイルスに対処するという危機感が高まっていなかったというのが実態だったのではないだろうか。最高指導部のメンバーは二十日以降も各地の視察などを予定通りにこなしている。李克強首相は二十一、二十二日に青海省を視察し、春節を前に需要が高まる豚肉の供給を確保し、価格を安定させるべきだと訴えていた。共産党序列七位で副首相の韓正《かんせい》氏は二十、二十一日の日程でスイスを訪問して「世界経済フォーラム（WEF）」年次総会に出席している。「ダボス会議」として知られる、世界の政財界の重鎮が出席するイベントだ。韓氏はあいさつで、中国は対外開放を続けると訴えていた。

感染対策のトップは李克強氏

習近平指導部が急速に緊張感を高めたのは、春節の元旦にあたる一月二十五日あたりからだ。この日、中国の最高指導部メンバー七人で構成する政治局常務委員会の会議が開かれ、新型ウイルスの対策を話し合った。中国では春節はきちんと休むのが根強い伝統になっているので、重要会議を元旦に開くのは異常事態だ。最高指導部の七人が習氏を中心に大きな円卓に着席し、その周囲を主要な党幹部が囲んだ。習近平・共産党総書記が「肺炎の流行が加速している」と危機感を示し、対策強化を指示した。李克強首相ら会議の出席者は熱心にメモを取った。党中央の組織として「感染対策工作指導小組」を設置して、湖北省をはじめとする各地の感染対策を指導することも決めた。

中国の政治はさまざまな会議や組織を通じて動く。この日開かれた共産党の政治局常務委員会の会議は、実質的に中国の政策の最高決定機関とみていい。中国では政府も司法機関も立法府もすべて共産党の指導下にある。本来は五年に一度、主要党員二千人程度が集まって開く共産党大会が最高決定機関だ。さらに毎年一回程度、計約四百人が出席して開かれる中央委員会総会もそれに準じる機関の位置付けだ。しかし日常的な重要政策は政治局常務委員会が決めている。常務委員七人の筆頭は習近平氏で、党の代表としての肩書は「総書記」だ。国の代表として「国家主席」の肩書も持っている。だから私たちは党の行事を伝える記事では原則として「習近平総書記」、政府の会議や外交の場面では「習近平国家主席」と表記を使い分けている。習氏に次ぐ党内の序列二位は李克強氏。李氏は政府に相当する「国務院」のトップである「首相」の肩書を持つ。以下、敬称や肩書は省くが栗戦書《りつせんしょ》、汪洋《おうよう》、王《おう》滬寧《こねい》、趙楽際《ちょうらくさい》、韓正と続く。

感染対策工作指導小組は翌二十六日、さっそく会合を開いた。この時の国営テレビの報道で、トップの「組長」は李氏と判明した。近年、共産党のさまざまな組織では習氏が自らトップを務めることが増えていたが、新型ウイルス対策に関しては李氏に委ねた形だ。初会合では武漢市を含む湖北省に医師や医療物資を集中投入することを決め、「医療従事者の交代や防護を強化する」ことも確認した。医療崩壊で医師や看護師が極度の過労状態にあることや、ウイルス感染の危険も高まっていることを重くみた措置だ。

国営テレビでアピール

感染症対策の責任者となった李克強首相は一月二十七日、武漢市を視察で訪れた。中国では大きな災害や事故が起きた場合、必ず共産党や政府の幹部が現場に駆けつけて対策を指示したり、被災者や被害者を励ましたりする。共産党が本気で対応しているということを国民に見せることが重要なのだ。例えば二〇〇八年五月の四川大地震では、当時の胡錦濤《こきんとう》国家主席が発生四日後に四川省の現場に入って陣頭指揮を執った。二〇一一年に浙江省温州市で高速鉄道列車の追突事故が起きた際は、当時の温家宝首相が現地視察している。私は事故現場にいて間近で温氏を見たが、スニーカーを履き、質素な雰囲気の半袖シャツを着て悲痛な表情で記者団の前に現れた姿は、明らかに「庶民に寄り添う指導者」のイメージを狙ったものだと感じられた。

飛行機で武漢に到着した李氏は、新型ウイルス患者を集中的に収容していた「金《きん》銀潭《ぎんたん》医院」を訪れる。身ぶり手ぶりをまじえながら「全国から医療従事者、特に看護師と、必要な物資をさらに武漢に投入する」と話し、医療物資の不足を解消する意気込みをアピールした。急ピッチで建設が進む「火神山医院」の工事現場も訪れ、作業員らを前に「時間との闘いだ。あらゆる手を尽くし、全ての患者を収容しなければならない」とげきを飛ばした。

さらに市内のスーパーにも足を運び、額に非接触型の体温計を当てられ検温する場面も。食品の供給を確保すると約束した。湖北省疾病予防コントロールセンターも視察。マイクロバスに乗り込む李氏の眼鏡は、マスクから漏れる息で半分ぐらい白く曇ってしまっていた。国営テレビでそんなシーンを放映するのも、党指導部メンバーが現場で汗をかく姿をアピールする一環だったのだろう。

一方、習氏は後述するように、約一ヵ月半後の三月十日まで武漢に入らなかった。感染の危険があると判断していたのか。あるいは前例のない事態を収拾できなければ習氏の責任問題になると懸念したため、事態が落ち着くまで前面に出なかったのかもしれない。

湖北省の幹部更迭

湖北省や武漢市の地元政府だけでは新型ウィルスに対応できないとみた習指導部は、孫春蘭副首相をトップとする指導グループを武漢に常駐させ、一月二十八日から陣頭指揮を執らせた。さらに習近平氏は二月三日に再び指導部七人による会議を開いた。習氏は新型ウィルスとの闘いは「人民戦争」だと位置付け、「全国での全面動員」による総力戦の段階に入っていると強調した。

ただ、武漢で初動が遅れたことは疑いようがなかった。そこで二月十三日までに、湖北省と武漢市のトップをそれぞれ交代させる人事を決めた。事実上の更迭だ。湖北省トップの蔣超良・同省共産党委員会書記の後任に、習氏の側近として知られる応勇・上海市長を起用した。応氏は十三日、さっそく湖北省の会議に臨み「習近平氏の指示を貫徹し、感染拡大を断固として抑え込む」と誓った。また武漢市トップの馬国強・同市共産党委員会書記の後任には王忠林・山東省済南市共産党委員会書記を据えた。

ちなみに中国の省や市の最高権力者は省長や市長ではない。中国では政府機構と重なって、それを指導する党委員会がある。湖北省なら湖北省政府と湖北省共産党委員会があるのだ。そして党委員会を率いるのは書記だ。従って湖北省のトップは湖北省共産党委員会の書記だということになる。湖北省政府を率いる省長はナンバー2という位置付けだ。第三章で触れた、市長としては発言が逸脱気味な武漢市長の周先旺氏は武漢市のナンバー2ということになる。

この「書記」という立場の人は、中国にたくさんいる。主な行政機関などには共産党委員会があり、それぞれトップの書記がいるからだ。もちろん最も権力を持っているのは共産党全体を率いる習近平総書記だ。さらに地方の県や村、集落にも共産党委員会があり、それぞれ書記がいる。大学や国有企業などにも共産党委員会があり、書記がいる。だから日本からビジネスや自治体間交流、文化行事などで中国を訪問したとき、相手側の書記が現れた場合は、「トップが出てきたのだな」と思えばいい。

「一月七日」の指示

湖北省や武漢市のトップは新型ウイルスへの対応の遅れの責任を取らされたが、党中央や中央政府に落ち度はなかったのだろうか。そんな疑問に対する共産党側の回答が、二月十五日に突然示された。「求是《きゅうぜ》」という共産党の政治理論誌のホームページに、習近平総書記が二月三日に行っていたという演説が掲載されたのだ。冒頭で習氏は「武漢で新型肺炎が発生した後、私は一月七日に中央政治局常務委員会の会議を開いた際に、予防と抑え込みを求めた」と強調した。つまり一月七日の段階で、私はみんなに対策を指示していましたよ、というわけだ。

本書で何度も触れている通り、党・政府として対策を本格化させたのは一月二十日だ。それよりも二週間近く早い一月七日に指示していたというのは本当なのだろうか。私はすぐに国営通信社の新華社や、共産党機関紙「人民日報」の当時の報道内容を調べた。会議が開かれたという記事はすぐに見つかったが、読んでみると、党中央の権威を守ることが必要だとか、今年が最終年の「第十三次五カ年計画」をしっかり達成しなければならないとか、そういった内容しかなかった。

もちろん会議の内容全てが報じられるわけではないから、新型ウイルス対策も会議で取り上げた可能性はある。だが後から都合の良いように、「指示していた」ということにした可能性も排除できない。当時の会議の議事録があれば検証できるが、中国でそういうものが一般公開される望みはない。

さらに中国政府が六月になってから公表した新型ウイルス対策の経緯をまとめた白書では、習氏が一月七日の会議で「原因不明の肺炎に対する予防と抑え込み活動」を要求した、と記された。会議当日はまだ新型肺炎だと分かっていなかったはずだから、「求是」が引用した演説のように「新型肺炎」という表現ではなく、丁寧に「原因不明の肺炎」と記述したわけだ。今後これが、党・政府公認の新型ウイルスを巡る歴史的事実として残ることになる。だが本当に事実なのかどうかは分からない。

共産党の中堅幹部は私に、「私たちの新型ウイルス対策が素早かったとは思っていない。個人的には、三週間ぐらいは遅れたのかもしれないと思っている」と話した。「中国はトップダウンで物事を実行する国だ。末端の現場から情報や意見が積み上がる仕組みは、正直言って弱い。だから何か起きたときに判断が遅れることもある。だが、いったんやると決めれば徹底的に実行できる。武漢の都市封鎖のようにね。良い面も悪い面もあるが、それが日本など西側の国と中国の違いなんだ」と話した。

厳しい外出禁止令

新型ウイルスの感染拡大が止まらない武漢市など湖北省では、二月に入って、外出禁止などの規制が強まった。武漢市は二月十四日、市内の「小区」と呼ばれる居住区ごとに、「封鎖式管理」を実施するよう命じた。

各小区は必ず出入り口を一ヵ所に絞り、二十四時間体制で人員を張り付けて出入りをチェックする。敷地が開放的な構造になっている場合は、塀で囲むよう指示した。住民は防疫や都市機能の維持に関わる仕事の人以外は、通院を除いて小区を出られなくなった。部外者も小区に入れない。農村部でもこれに準じた措置を取るよう求められた。各レベルの共産党組織が「戦闘のとりでを守る役割」を果たせと命じられている。湖北省政府も十六日、不要不急の外出を禁じ、違反者を処罰すると通知。生活必需品も集団購入して配送する仕組みにするとした。

こうした厳しい外出規制で、住民のストレスは増していく。インターネット上には、武漢市在住とみられる女性が自宅ベランダに座り込み、「長い間外に出ていない。精神が崩壊した」と泣きながら訴える動画などが投稿された。また中国メディアによると、集団購入の食品の値段が高すぎると不満を強めた住民らが独自に別の業者を小区に引き入れて食品を買おうとしたところ当局に阻まれ、にらみ合いになる騒ぎも起きた。また湖北省孝感市の農村部の二十代女性は通信アプリで共同通信の取材に応じ、「十分な食料が手に入らず、一部の住民は隠れて川で魚を捕っている」と明かした。

湖北省だけでなく、浙江省温州市や福建省福州市、黒竜江省ハルビン市などでも、食料品などの買い出しを一世帯で一人だけ数日ごとに認める以外は、通院などを除き外出を制限する措置を始めた。浙江省杭州市では、生活必需品の購入は二日ごとに世帯で一人に限定した。こうした規制は数十都市に広がったとみられている。

高官視察のための「やらせ」

三月五日には、中央から武漢に派遣されていた指導グループのトップ、孫春蘭副首相に、住民らが不満をぶちまける騒動も起きた。インターネットに投稿された動画や米政府系放送局のラジオ自由アジア（RFA）によると、孫氏が武漢の集合住宅を視察し、住民に野菜や肉が配られる様子を見学した際、外出禁止のため自宅にこもった住民らが窓から「全てうそだ」と絶叫した。実際には食材が十分に行き届いておらず、住民らは高官の視察のための「やらせ」だと抗議したという。中国民政省の局長は九日に北京で開いた記者会見でこの騒動に触れ、地元当局による「形式主義」の表れだとの認識を示し、「党と政府のイメージを損なった」と批判した。ただこの発言は、政府系ホームページに掲載された記者会見の記録からは削除された。中国では近年、各省庁の記者会見の内容を、省庁のホームページや政府系サイト「中国網」などで公開するようになっている。動画や、発言を文字に起こしたものなどが、たくさん掲載されており、以前に比べ情報公開が一歩進んでいる。ただ党・政府にとって都合の悪い質問と応答の部分が削除されることが珍しくない。

さらに三月六日には、武漢市トップに就いたばかりの王忠林氏が、住民の怒りに油を注ぐような発言をしている。台湾メディアなどによると、王氏は新型ウイルス対策での習近平氏のリーダーシップを称賛し、市民は「（習近平）総書記や党に感謝」すべきだと発言したのだ。中国の短文投稿サイトなどでは市民の批判が噴出。王氏は数日後には、一転して「市の共産党委員会や政府は（市民の）みなさんに感謝する」と軌道修正した。

一方、流行初期の混乱の中で治療を受けられずに死亡した患者の遺族の中には、当局に謝罪を求める人も出てきた。ある遺族は、骨折の治療が必要な父親を他の省から一月中旬に武漢に連れてきた。ところが父親は新型ウイルスに感染して死亡した。この遺族は、当時は武漢が危険だと分からなかったと振り返り、「(当局が)警告を出してくれていれば父を死なせずに済んだ」と主張。感染症で亡くなった人の慰霊碑を建てようと募金を呼び掛けたところ約二百人が寄付に応じたが、公安当局に呼び出されて身の危険を感じたため、呼び掛けをやめざるを得なかった。

「さようなら李文亮!」

当局に対する国民の不満の高まりを象徴する存在となった人物がいる。第一章で触れた、武漢市の眼科医、李文亮氏だ。年末ごろに「原因不明の肺炎」の患者に気付き、インターネット上で声を上げたものの、「デマを流した」として訓戒の処分を受けたのだった。李氏はその後発熱し、新型ウイルスの感染が判明。中国メディアの取材を受けるなどして経緯を説明して注目を浴びていたが、二月七日に死去した。

李氏の死を知った国民の反応は強烈だった。会員制交流サイト(SNS)では、

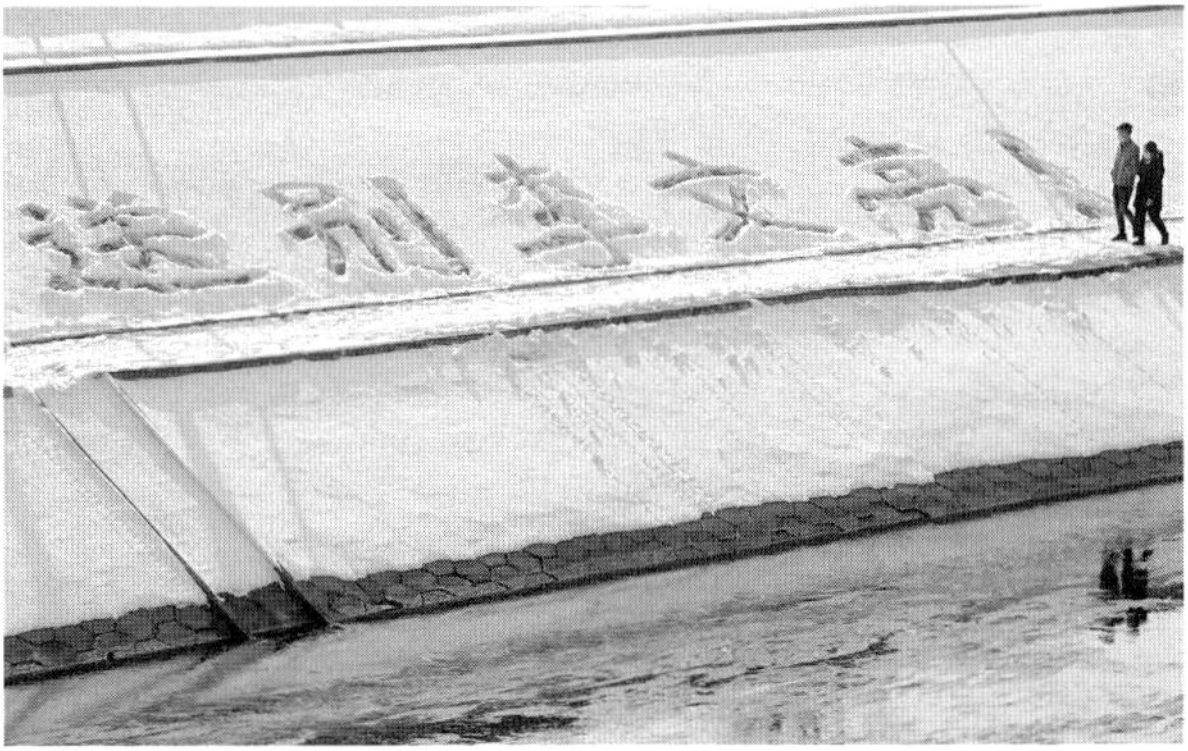

雪上に書かれた李文亮氏追悼の文字（2020年2月7日、共同）

当局に対する非難が噴出。「武漢市政府が李氏の警告をもっと重視していれば、世界各地に感染が広がることもなかったのに」などと地元政府を批判する声だけでなく、中央の責任を問う書き込みも続出した。「国家が謝罪すべきだ。単なる地方政府の問題ではない」、「（中央が）湖北や武漢の情報公開を止めていたんだ」、「国は謝らないだろう。文化大革命に関してすら謝罪していないのだから」。こうした党・政府に対する批判は、通常はSNSから削除されるのだが、多すぎて追い付かないのか、しばらく閲覧できる状態が続いていた。

怒りは全国に広がり、首都・北京の中心部

でも、誰が描いたのか、川沿いの土手に積もった雪の上に、「送別李文亮（さようなら李文亮）！」という追悼の言葉が表れた。

中国では、当局に何か落ち度や不祥事があった場合、たいていは地方政府の責任とされる。習近平氏が近年力を入れてきた「反腐敗」運動による汚職取り締まりもそうだが、「地方の不正を中央が正す」という構図だ。だが李氏の死去が引き起こした国民の激しい怒りは、その構図に収まりきらない勢いだった。

こうした事態を重くみた共産党指導部の動きは早かった。死去したその日のうちに一転して李氏称賛にかじを切ったのだ。党機関紙が追悼したほか、国家監察委員会は「李医師に関わる問題」を調査すると発表した。一方で、報道機関に対しては李氏の死去を政府系メディアの報道に従って伝えるよう指示し、独自取材で報じないよう求めた。

三月十九日、中国政府は李氏の摘発は不当だったとして、処分を取り消した。国家監察委員会は李氏の呼び掛けた警告が「予防、抑制を一層強める役割を果たした」と評価した。その後、当局は李氏に「党と国家が授与する最高の栄誉」である

「烈士」の称号を与えた。国民が英雄視する李氏を、党・政府の側に取り込む意図は明白だった。

全人代、異例の延期

ところで北京では、毎年三月に開く全国人民代表大会（全人代）が近づきつつあった。だが全国的に感染が拡大し続ける中、予定通り開けるのかという懸念が強まっていた。

前述の通り中国の政治はさまざまな会議を通じて動く。日本の国会に当たる全人代は、年間で最も重要な会議だ。なぜならその年の主要政策が初めて公表されるからだ。初日の三月五日には首相が施政方針に当たる「政府活動報告」を読み上げる。ここで経済成長率の目標や、主要政策が明らかにされる。またその年の予算案や、主要な法案も提案される。全国から「代表」と呼ばれる議員ら約三千人が集まり、約十日間にわたって、それら主要政策を議論するのだ。代表には各省・自治区・直轄市のトップや幹部らが含まれる。

もちろん中国の政策は共産党が決めるものなので、全人代の議論を通じて微調整はあっても、覆ることはない。むしろ共産党が作った政策を、全人代で代表らがしっかりと確認し、実行に移していくというプロセスになる。まず全人代で全体の経済成長率を示し、予算を固めないと、中央の各省庁や地方政府は具体的な政策を進められない。

「なんとか早く全人代を開けないものか。新型ウイルスで開けないなら、せめて党の中央経済工作会議を臨時で開いて、経済政策を固めてほしい」。私が二月に話を聞いたある地方政府の幹部は、こうこぼしていた。中央経済工作会議は毎年十二月に共産党が開いている会議で、翌年の経済政策の大枠を決めるが、これを全人代の代わりにもう一回開いてくれないかというのだ。国際社会では、党の方針を追認するだけの「ゴム印」と揶揄《やゆ》される全人代だが、中国では政策を実行に移すために欠かせない会議なのだ。

だがそれぞれの持ち場で新型ウイルス対策を指揮している約三千人の代表たちが北京に集まるのは無理だし、北京の防疫態勢も整わない。そもそも、次章で触れる通り新型ウイルスの経済に対する打撃が計り知れないものになりつつある中、経済成長率の目標を筆頭とする経済政策を立案し、景気対策の詳細を決めるのには時間が足りなかった。結局二月二十四日になって、全人代は会議の延期を決定した。三月開催が固定化された一九八五年以降で初めてのことだ。しかもいつ開けるのかを示すことはできなかった。

習近平氏が武漢入り

新型ウイルス対策の責任者に共産党ナンバー2の李克強首相を据え、自身が現地入りすることは控えてきた習近平氏だったが、三月十日、ついに視察のため専用機で武漢を訪れた。

国営中央テレビが放送した映像によると、習氏はまず突貫工事で建設された「火神山医院」をマイクロバスで訪れ、リモート中継を介して医療従事者を激励して「真の英雄だ」とたたえた。賃金引き上げや一時金の支給など待遇を改善することも強調している。

続いて市内の社区を訪れると、高層住宅のあちこちの部屋から住民が手を振って歓迎し、習氏も笑顔で手を振って応えた。生活物資の配送拠点を見学してコメや野菜の供給状況を聞き取り、「あらゆる手を尽くして大衆の生活を保証する」と訴えた。習氏はマスク姿で、市民と交流する際も握手はなく、注意深く距離が取られていた。

続いて地元政府幹部らとの会議で演説し、新型ウイルスを巡る状況に「前向きな変化があり、重要な成果が出ている」と強調した。感染が収束に向かっているというアピールだ。中国政府が毎日公表する発症者のデータを見ると、三月に入ったころから、増加のペースが落ち始めていた。さらに感染対策をしっかり実行することが前提だとしながら、「業務と生産の再開を始めなければならない」とも指摘。湖北省で企業活動を再開する考えを示した。

一方、習氏は市民の不満が高まっていることもかなり意識していたようだ。強制的な隔離が長期化している市民について、「感情を吐き出したいというのも理解できる。（当局は）寛容な態度をとり、大目に見るべきだ」と述べた。市民をあまり強圧的に取り締まると、抗議活動などが暴発しかねないと懸念したのだろう。「世論の誘導に力を入れるべきだ」とも指摘した。国営メディアなどでは、医療従事者や人民解放軍、市民ボランティアなどの活躍を称賛する番組が増えていた。私の職場では国営中央テレビを一日中見ているのだが、防護服に身を包んだ医師や看護師らが献身的に患者に接する姿が、感動的な音楽やスローモーション映像とともに紹介されると、思わず目頭が熱くなってしまうことすらあった。人の感情に訴える宣伝の技術はさすがだ。

さらに、党・政府の発表や国営メディアなどの報道では、新型ウイルス対策を「習近平総書記が自ら指揮した」などとする表現が目立ち始めた。当初は李克強首相に任せた新型ウイルス対策だが、対策の効果が出始めたところで、習氏のリーダーシップの成果として位置付ける方針に転換したようだった。

党・政府の収束アピールに非難殺到

習近平氏が武漢を視察した三月前半ごろから、中国は新型ウイルス対策の力点を、感染症対策そのものから、社会の正常化を図る方向へと移し始めた。

実は北京や上海などでは、春節（旧正月）の連休から休業が延長されていた企業や店舗の営業を二月十日に再開していた。習氏は同日、経済活動の再開を呼び掛けつつ、新型ウィルスとの闘いは「膠着《こうちゃく》状態だ」とも述べている。しかし武漢視察に先立つ三月四日の会議では「予防と抑制の状況は持続的に良くなっている」と表明。湖北省は厳しい状況だが、それ以外の地域はほぼ収束に向かっていると強調した。武漢市でも、習氏は出稼ぎ労働者の職場復帰を進める考えを示すなど、社会の正常化方針を強調している。

指導部メンバーや政府高官らは「復工復産（業務と生産の再開）」という合言葉を繰り返し強調し始め、企業活動の再開を強く促し始めた。不足していたマスクや消毒液の増産態勢が整い、私が住んでいる近所のスーパーでも山積みになった。日本から中国に支援物資を送っていたのが逆転し、中国から日本にマスクなどを送る流れが強まってきた。日本のマスク不足をニュースで見た複数の中国人から「箱入りのマスクをあげるよ」などと言われるようになった。

ただ政府の勇み足もあった。二月下旬に党・政府の宣伝部門が主導して『大国戦〝疫〟』という本を緊急出版している。国営中央テレビによると、新型ウイルス対策の一連の経緯を整理し、習氏の「卓越した指導力」を示す内容だった。だが感染症が収束していないのに礼賛することにインターネット上で非難が殺到。発売から数日で売り場からの撤去に追い込まれたのだ。

習近平指導部は、新型ウイルス抑え込みの取り組みを続ける一方、打撃を受けた経済の立て直しを加速。さらに中国への攻勢を強めるトランプ米政権に対抗する外交活動も活発化させていく。次章以降では、こうした「コロナ後」も見据えた中国の動きを追うことにしよう。

第五章

中国経済、未曽有の危機

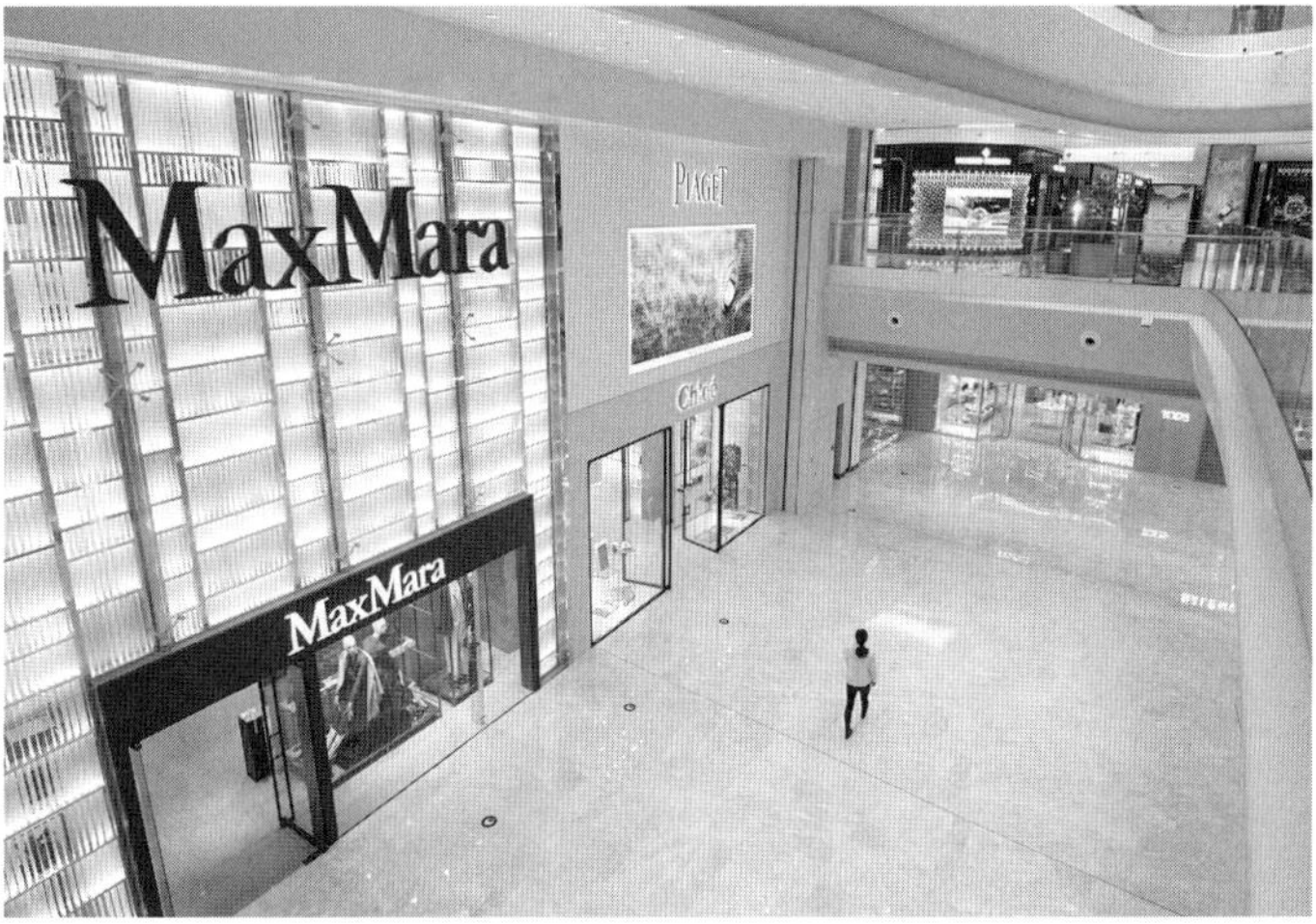

閑散とする北京中心部のショッピングモール（2020年１月30日、共同）

未完の摩天楼

新型コロナウイルス感染症は、中国経済にどのような衝撃を与えたのだろうか。そのことを考えるために、場面をいったん、プロローグでも触れた二〇二〇年一月十七日の湖北省武漢市に戻そう。そもそも新型ウイルスの流行以前に中国の経済が困難な状況にあったことをまず確認しておきたい。

大勢の感染者が出た海鮮市場などの取材を終えた私は、街の中心部を流れる長江のほとりから、対岸にそびえ立つ建設中の超高層ビル「武漢緑地センター」を眺めていた。霧に包まれてかすんでいる。さっき乗ったタクシーの運転手が、「世界で一番高い廃墟になるかもしれないよ」と苦笑しながら教えてくれた。建設がいっこうに進んでいないというのだ。

着工は二〇一一年だから、今年で九年たつ。計画では高さ六三六メートルと、中国で最も高いビルになるはずだった。日本でいちばん高いビルである大阪市の「あべのハルカス」が三〇〇メートルだから二倍超の高さだ。しかし建設中の二〇一八年に計画が変更され、高さが四七五メートルに引き下げられた。武漢の空港を発着する航空機の運航に影響するから、という理由だったが、いくら何でも建設中に高さを変えるのは異例だ。何かほかにわけがあるのではないかと地元ではささやかれた。

最上部は緩やかにとがったデザインになるはずだったが、スパッと水平に切断したような、平たい形に変更された。工事が突然中断されたことがそのまま分かるような形だ。ようやく屋上付近まで建設が進んだが、二〇一九年秋ごろには「資金繰りが行き詰まって工事が止まった」とのうわさや報道が相次いだ。中国各地で景気停滞の雰囲気が濃くなっていたころだ。地元メディアによると、事業主体である上海の不動産開発大手、緑地控股集団の幹部は「工事は続けている」とうわさを否定。だが地元では「本当に完成するのか」という声が絶えなかった。

過剰投資の現場

このビルが象徴するように、新型ウイルスが流行する前に、中国経済は勢いを失いかけていた。しかもそれは、四十年に一度ぐらいの大きな曲がり角だった。

中国は一九七八年、それまでの計画経済からの脱却を目指す「改革・開放政策」に転換し、最高実力者、故鄧小平氏のリーダーシップで、経済成長路線に向けて離陸した。民主化運動を武力弾圧した一九八九年の天安門事件では国際社会から制裁を受けて経済成長が一時低迷。しかし市場原理を徐々に導入して高度成長期に突入した。低コストで作った衣服や日用品、電気製品などを輸出する「世界の工場」として存在感が高まる。規制緩和して外資の進出も認め、国有企業が主役の経済構造の中で、民間経済の活発化を図った。経済の規模を示す国内総生産（GDP）の成長率が一〇%を超えた年も多かった。

二〇〇八年のリーマン・ショックに端を発した世界金融危機では中国経済も打撃を受けた。だがすぐに四兆元（約六十兆円）規模の景気刺激策を打ち、国内経済をV字回復させただけでなく、世界経済の「救世主」とも称された。二〇一〇年にはGDPで日本を追い抜き、米国に次ぐ世界第二の経済大国に躍り出た。武漢で街じゅうがほこりっぽくなるほど急ピッチで地下鉄や高層ビルが建設され、中国一の高層ビルまで計画されたのも、投資の活性化が続いたからだった。インフラ投資主導で経済を成長させる傾向がどんどん強まり、中国全土で高速鉄道や道路、公共施設などが建設され、企業の投資も過熱した。

だが一方で、中国の経済成長率は静かに低下し始めていた。二〇一〇年こそGDP成長率は一〇・六％と二桁成長を示したものの、二〇一一年以降は徐々に下がり、二〇一九年は六・一％まで下がった。習近平国家主席は二〇一四年ごろ、「新常態（ニューノーマル）」という合言葉を使い始めている。高度成長期に別れを告げ、ほどほどの安定成長という状況に適応しなければならないという意味だった。

経済成長の鈍化には、いくつか理由がある。北京や上海といった大都市がそれなりに発展して成長の余地が小さくなったのはもちろんだが、労働力となる十六〜五十九歳の人口が二〇一二年から減少し始めたことも大きい。少子高齢化が急速に進んでいた。さらに、労働者の所得が向上したため賃金水準も上昇し、企業はこれまでのように低コストで製品を作れなくなった。東南アジア諸国などへの生産移転が始まった。

強気の投資に頼って経済成長する時代は終わろうとしているのに、相変わらず企業は需要を上回る勢いで工場を拡張し、生産が過剰になった。各地でビルや高層マンションの建設が続いた。この十年、私はこうした過剰投資の現場をいくつも歩いてきた。

内モンゴル自治区オルドスでは「一〇〇万人都市」を目指して新都市の建設を進めたものの、住宅街や商業施設にほとんど人影がない「ゴーストタウン」となり、高層マンションが投げ売りされているのを見た。局地的なバブル崩壊だった。江蘇省では二〇一〇年に太陽光発電パネルの出荷量で世界首位となったサンテックパワーが、多数の企業の新規参入による価格暴落のあおりを受け、二〇一三年に中核会社の事実上の経営破綻に追い込まれた。河北省唐山市では、鉄鋼産業がブームとなり、中小の鉄鋼会社が政府の規制も無視して工場を乱立させ、やはり生産過剰となり一転して相次いで閉鎖となった。新疆ウイグル自治区では、新たに開通した高速鉄道の駅前に砂漠が広がっているのも見た。採算がとれるとは思えなかった。

「ハードランディング」へ突入

　こうした経済の過熱は、企業や地方政府の債務の拡大を招いた。投資そのものは経済成長率の上昇や一時的な雇用の創出につながったが、国中に巨額の借金を残した。習近平指導部はその危険性に気付き、過剰投資を抑えながら適度な経済成長を保つというバランス路線へ移行を図った。だが簡単なことではない。景気を刺激しすぎれば不動産売買や企業の投資が過熱する。引き締めすぎれば中小企業の経営が苦しくなり雇用情勢が悪化する。

　そこで金融政策を、全国の銀行に一律に資金が回る大ざっぱな金融緩和ではなく、中小企業への融資が多い銀行だけを対象に緩和するような、微調整型の手法に切り替えた。不動産バブルを防ぐために実施している住宅購入制限策も、都市ごとに状況に応じて強弱の差をつけるようにした。全体としては経済の過熱を抑えながら、力不足の部分は個別に下支えするという複雑な経済運営を強いられていたのだ。

　さらに習指導部にとって試練となったのは、二〇一七年のトランプ米政権の発足から激化した米中摩擦だ。トランプ米大統領は、中国製品の大量流入で米国が貿易赤字になっている状況を打破しようと、追加関税などの措置を次々に打ち出し、中国も報復関税で応じて制裁合戦になった。貿易が低迷し、中国にとって経済のけん引役だった輸出型の製造業が打撃を受けた。さらにトランプ政権は華為《ファーウェイ》技術といった、米国に追い付こうとする中国のハイテク企業を警戒し、米国製ハイテク部品の供給を止めるなどして抑え込みを図った。中国の景気はさらに悪化し、習指導部は企業支援策を強化。一方で粘り強く米中協議を進め、米国との妥協点を探った。

経済用語で「ソフトランディング」という言葉がある。日本語でも中国語でも「軟着陸」と訳される。ピークを過ぎた経済をなだらかに下降させ、混乱を招くことなく安定成長のレベルにうまく着地させるという意味だ。習指導部は、まさにソフトランディングを目指して中国という巨大な飛行機を巧みに操縦しようとしていたし、何とかうまくいっていた。

中小企業の倒産などは相次いでいたが、雇用確保のため細かい支援策を打ち、経済の失速や金融危機の発生は防いだ。二〇二〇年一月十五日には、米中貿易協議の

「第一段階」の合意にも署名。大量の農産品を米国から購入する譲歩は強いられたものの、米国との関係修復の糸口をつかんだ。

だが想定外の巨大な乱気流はもうそこまで来ていた。それが新型コロナウイルスだ。中国経済は激しい急降下による「ハードランディング」へと突入していく。

自動車生産がストップ

一月二十三日に武漢市が封鎖され、外出規制が敷かれたことによって、同市の企業活動はほぼストップした。武漢の基幹産業は自動車産業だ。中でも大きな存在感を放つのがホンダの武漢第一～第三工場だが、いずれも操業できなくなった。

ホンダは武漢を広東省広州と並ぶ中国の拠点と位置付け、工場を拡大してきた。二〇一二年に第二工場が生産開始式典を開いた際に取材に行ったことがある。シビックを生産するラインには日本の工場にもない最新の製造設備が導入されていた。清潔感もある。現地を訪れた当時の伊東孝紳社長は「ホンダの世界の工場で最も進んだ生産技術を導入した」と話していた。生産した車は中国各地で販売される。中国市場は二〇〇九年に年間の新車販売台数が米国を抜き、世界最大の自動車市場になっていた。

武漢には第二章でも触れた通り、米国やフランスの自動車大手も進出している。地場の自動車メーカーもある。部品を供給する会社も五百社はあるといわれている。これだけ自動車関連企業が集まっている都市は世界的にもそれほど多くはない。日本ならトヨタ自動車のお膝元の愛知県ぐらいだろう。だが都市封鎖により、ほぼすべてが操業を止めた。

感染拡大とともに、湖北省以外の自動車工場にも操業停止は広がる。武漢を上回る中国最大の自動車工業都市、広東省広州市では、トヨタ自動車、日産自動車、ホンダの各工場が操業を止めた。天津市や吉林省長春市、江蘇省南京市などにある日系各社の工場も次々に停止した。ドイツのフォルクスワーゲン（VW）や米ゼネラル・モーターズ（GM）も中国で生産を止めた。もちろん現地メーカーも同様に休業した。

各社の工場は、当初は春節（旧正月）の長期連休が終われば生産を再開するはずだった。だが感染症の流行が収まらず、各地の地方政府が企業の休業期間を何度も延長したことで、再開の時期が見えなくなった。工場だけでなく各メーカーの販売店も休業が相次いだ。生産と販売がともに打撃を受けた結果、中国自動車工業協会によると、二月の新車販売台数は前年の二月と比べ約八割も減少した。自動車市場は一時ほぼ壊滅状態に陥ったといっていい。

特に状況が悪かったのは、大手自動車メーカーに比べて規模が小さい部品メーカーだ。「一カ月以上、生産が止まっている。損失は五十万元（約七百五十万円）になるだろう。それでもひと月に全員分で三十万元近くになる従業員の賃金を払い続けなければならない」。武漢市でシートベルトを生産する企業の幹部は、中国紙の取材にこうこぼした。

また自動車用バルブを生産する企業の幹部は二月下旬、「今月はまったく生産していないが、さらに下にいる孫請け業者への支払いが残っている」と説明。だが完成車メーカーからこの会社への支払いが滞っているので手元に資金がなく、板挟みになっているという。「自動車メーカーが苦しいのは分かるが、損失を下請けの私たちに転嫁するのはやめてほしい。部品メーカーが死んだら、自動車メーカーはどうやって生き残るっていうんだ」と訴えた。

賃金の未払いも多出

消費も目に見えて落ち込んだ。第三章で触れたとおり、北京市内でも商業施設はがらがらになった。中国の新型ウイルス対策は、日本に比べてはるかに徹底している。武漢のような厳しい外出規制が敷かれなかった都市でも、飲食店や小売店は当局からのお達しで事実上強制的に閉店させられていった。期間も長かった。北京中心部の私の自宅周辺では、五月の後半まで、四カ月ほど飲食店が閉じていた。自粛が主体の日本と比べると、厳しい措置が徹底された。

当然、雇用への影響は大きかった。北京では二月上旬、中心部の繁華街「三里屯」に近い大型カラオケ店が閉業した。毎晩、若者でにぎわうエリアだが、新型ウイルスの影響で店を開けなくなった。中国メディアによると、破産手続きに入るとして従業員約二百人を突然解雇した。内陸部の四川省では大手広告会社が、従業員の一割に当たる五百人を削減する方針を打ち出した。これらはたまたま報じられた氷山の一角で、全国各地で同様の動きが拡大していたとみられる。

賃金の未払いも多発する。香港に拠点を置くＮＧＯ「中国労工通訊」によると、中国各地で飲食業や流通業、製造業、建築業などで賃金未払いに対する座り込みなどの抗議活動が相次いだ。広東省広州市の衣類の卸売市場では、テナントとして入居している業者らが、商売が全くできない状況で売り上げがないため、店舗の賃料を免除するよう求めて市場内で気勢を上げた。内定取り消しも相次いだ。大手スマートフォンメーカーに内定していたという北京市の若者は、「海外事業を縮小することになったので、採用しない」と言われ、出社数日前に内定を取り消された。

「六七・一％の中小企業は二ヵ月で手持ちの現金が底をつく」。中国メディアによると、清華大と北京大が九百九十五社の中小企業を対象に経営状況を調査したところ、こんな結果が出た。二〇二〇年の売上高が五〇％以上減ると予測する企業は二九・六％に上った。負担が最も重いのは人件費で、経営難を乗り切る対策として企業が最も多く上げたのは「リストラと減給」だった。

中国全土の経営破綻の件数がどのぐらいに上るのか、確たる統計はない。だが香港の英字紙「サウスチャイナ・モーニング・ポスト」は、一～三月に四十六万社以上が閉業を余儀なくされたと報じた。大企業をみても、海南航空を傘下に持つ複合企業の海航集団が二月下旬、経営が行き詰まり、実質的に海南省政府の公的管理下に入ることが明らかになった。

原油安が中国に飛び火

生産や消費といった実体経済の落ち込みが深刻化するにつれ、中国では金融市場にも影響が出始めた。上海株式市場では、武漢が封鎖された一月二十三日が春節連休前の最後の取引日となったが、代表的な株価指数である上海総合指数の終値は前日比二・七五％安の二九七六・五三となり、約一ヵ月ぶりに三〇〇〇を割り込んだ。延長された春節連休を挟んで取引を再開した二月三日は、さらに悲観ムードが強まり、終値が七・七二％安の、二七四六・六一まで下がった。

ただ上海で株価が下がったとはいえ、それが即座に世界的な激しい株安の連鎖につながったわけではない。二月上旬の時点では新型ウイルスの感染はまだ欧米では本格化していなかった。しかも上海市場は数々の規制によって外国勢の投資が制限されており、株価が下落しても日本や欧米の投資家が受ける直接の損失は大きくない。中国経済が貿易面などで大幅に対外開放されたとはいえ、金融分野はまだまだ世界とのつながりが薄いのだ。上海総合指数はその後、徐々に回復軌道に乗り、二月下旬には三〇〇〇台を回復した。

だが上海市場にとって株価下落の第二波は、海外から襲ってきた。三月九日の月曜日、ニューヨーク株式市場で代表的な株価指数であるダウ工業株三十種平均が暴落したのだ。取引開始のわずか数分後、あまりに急激に株価が下がりすぎたので取引を一時停止する「サーキットブレーカー」が初めて発動された。北京時間では九日の夜のことだ。友人から「リーマン・ショック級のことが起きているんじゃないですか」と連絡があったのを覚えている。この日、ニューヨーク市場の下げ幅は過去最大を大きく更新した。

株価が暴落したのは、米国や欧州で急速に新型ウイルスの感染が拡大し、世界的に景気後退懸念が高まったからだ。さらにサウジアラビアやロシアなど産油国の減産協議が前週末に決裂し、原油相場が急落したことも、投資家心理を冷やした。原油価格が下がれば、産油国経済が悪化して世界経済にも悪影響を及ぼす。新型ウィルスと原油安のダブルショックだった。上海市場も再び下落傾向を強め、三月下旬には二七〇〇を割り込んだ。

その後も続いた原油安は、思わぬ形で中国に飛び火する。ニューヨーク原油先物相場が四月二十日に暴落し、世界的に有名な指標である米国産標準油種（WTI）が、買い手がつかずに史上初のマイナスになった。

この直撃を受けたのが、「原油宝」と呼ばれる、中国で一般投資家向けに販売されていた金融商品だ。中国の四大銀行の一角である「中国銀行」が取り扱っていたハイリスク商品だ。WTIに連動して価値が上下するが、中国メディアの「財新ネット」によると、WTIがマイナスになったことで、推計百億元（約千五百億円）という巨額の損失が発生した。リスクのある投資商品なので損失は投資家がかぶらなければならないが、投資家らは原油宝の金融商品としての仕組みに欠陥があったと主張して集団訴訟の構えをみせた。

北京市でも中国銀行の店舗付近で抗議活動が計画されているといううわさが流れ、不穏な雰囲気が広がった。当局は中国銀行が投資家の損失をある程度穴埋めするよう指導し、事態の沈静化を図った。

一方、地方都市では昨年から既に中小銀行の経営危機がささやかれていた。内モンゴル自治区では経営が立ちゆかなくなった地元銀行を国有化するなど、公的支援も発動された。そうした状況に新型ウイルス流行による経済の低迷が追い打ちを掛けた。四月には甘粛省の甘粛銀行で、預金の引き出しが集中する取り付け騒ぎが発生した。金融不安が各地で広がりつつあった。四月下旬、中国政府の高官は記者会見で「新型ウイルスの流行で、中小銀行が受けた打撃は明らかだ」と危機感を示し、経営強化のため合併などによる再編を進める方針を示した。

合言葉は「復工復産」

中国経済はいったいどこまで落ち込んだのか。中国政府は四月十七日午前十時、注目の一～三月期の国内総生産（GDP）成長率を発表した。「前年の一～三月に比べ六・八％のマイナス」。北京市内の記者会見場に詰め掛けたマスク姿の各国の記者たちは相次いで速報した。三ヵ月ごとの統計がさかのぼれる一九九二年以降、マイナスになったのは初めてだ。それ以前は通年のデータでしか比較できないが、マイナスだったのは文化大革命の混乱が続いていた一九七六年までさかのぼる。

近年、中国の成長率が徐々に鈍化していたとはいえ、新型ウイルスが流行するまでは、マイナス成長なんてほぼ想定外だった。もちろん新型ウイルスの影響が出始めた二月ごろから「マイナスになるのでは」という声は強まっていたが、まさか自分が記者のうちにこんな事態に遭遇するとは思わなかった。なお武漢を含む湖北省は、一～三月期の成長率がマイナス三九・二％という激しい落ち込みになった。

このまま経済の落ち込みが続き、二〇二〇年の通年でもマイナス成長になるような事態に陥れば、中国はそれこそ「ハードランディング」か、もしくは「墜落」することになる。国民の生活が立ちゆかなくなり、国家体制が揺らぐ恐れすらある。

習指導部は、新型ウイルス対策を続ける一方、二月に入ったころから、経済活動の

国内総生産(GDP)成長率の推移(3カ月ごと)

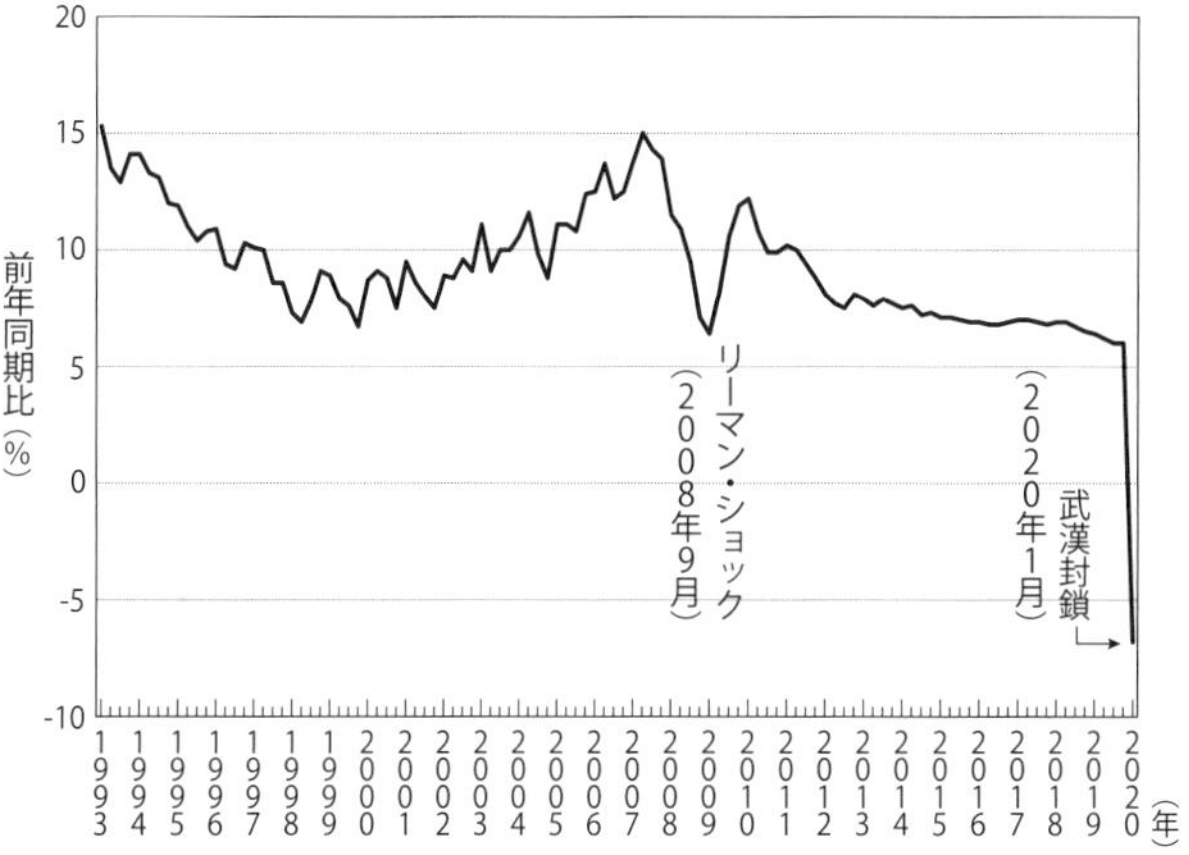

出典：中国国家統計局

再開も徐々に進め始めた。合言葉は「復工復産」だ。「工」は業務、「産」は生産を示す。つまり営業や生産を再開させましょう、と呼び掛け始めたのだ。

習氏は二月十日に北京市内の感染対策を視察した際、早くも「復工復産」を呼び掛け始めている。「感染症の衝撃は短期間のものだ。課題や困難に驚いて腰を抜かしている場合ではない」。習氏はそう述べると、「経済への影響を最低限に抑え込むべきだ」と力を込めた。習氏の指示を受ける形で、中央政府や地方政府は感染対策と経済活動の再開という二正面作戦を徐々に開始した。新型ウイルスが依然として猛威を振るっていた武漢市を含む湖北省では感染症対策に力を注ぎ、その他の省では、流行が落ち着いた地域から、順次、企業活動の再開を促し始めたのだ。

発電量の落ち込み

二月二十七日、私は中国政府が北京で実施した日帰りの企業取材ツアーに参加した。「復工復産」をアピールするのが当局の狙いだ。まだ北京でも感染への恐怖感が色濃く、独自に動き回って取材することが難しい時期だった。私たち記者は市中心部の集合場所で大型バスに乗り込むと、座席の間隔を開けて着席するよう指示された。全員が「N95」などの高規格のマスクを着用している。誰かが感染していたらバス内で集団感染となり、ひとたまりもないからだ。

北京市郊外にある乳業大手「内モンゴル蒙牛乳業集団」の牛乳工場に到着すると、門前で白い防護服やキャップ、手袋を着用させられ、消毒液をかけられた。生産ラインを見せてもらったが、まだフル稼働ではなかった。幹部は「新型ウイルスの影響で売り上げが減ったのは確かだ。だが徐々に回復している」と胸を張った。従業員の中には、春節連休中の帰省先から北京に戻ってきた人も多い。そういった人は全員、政府が定めた十四日間の隔離期間を経てから職場復帰したという。

また普段は市街地から従業員を運ぶ通勤用のシャトルバスを走らせているが、集団感染の恐れがあるため取りやめた。極力マイカーなどで個別に出勤するように指示しているという。工場の構内には原料乳を搬入するタンクローリーが何台も止まっていた。どの車も運転手が運転席にとどまっている。工場外からウイルスを持ち込まないよう、車から降りることを禁じられているのだ。

北京市の中心部から車で一時間ほどの通州区にある副都心の発電所も取材した。北京市内の一極集中を解消するために二〇一九年に市政府庁舎が移転してきたエリアで、商業施設や高層マンションなども多い。エネルギー供給を止めるわけにはいかないため、発電所は春節連休中も操業を続けていたという。従業員の検温など細心の注意を払って安定供給に努めてきたと幹部は説明した。

私たち記者は普段から、経済活動が活発かどうかを示すデータとして、発電量に注目している。社会活動が盛んになればなるほど電力需要は増えるからだ。政府が発表するＧＤＰや工業生産の統計よりも如実に景気動向が分かることも多い。ただこの幹部に「昨年の同時期と比較して発電量はどのぐらい増減しているのか」と、いくら聞いても明確に答えなかった。相当落ち込んでいるのだろうと感じた。この発電所に設置された発電ユニットは全部で三基。だがよく聞いてみると、取材時に稼働していたのは一基だけだった。

さらに経済活動を再開する際に大きな課題になったのは、労働者不足だった。春節連休で故郷に帰省した労働者の多くが、外出規制や省をまたいだ移動の制限によって都市に戻れなくなっていたのだ。政府は職場復帰できるよう交通規制を緩和し始めた。だが感染が拡大しては元も子もない。手探りで徐々に再開するため、ある程度の時間がかかるのはやむを得なかった。

製造業ストップの影響が世界に波及

ところで、大手自動車メーカーと孫請けの板挟みになった武漢の部品メーカー幹部が指摘した通り、部品の供給は自動車生産の生命線を握っていた。そのことを世界中が思い知る事態が早い段階で起きていた。日産自動車の子会社の日産自動車九州（福岡県）が二月十四日に工場の稼働を一時停止したのだ。新型ウイルスの影響で、中国から部品が届きにくくなり、通常生産を続けることができなくなった。中国で作られる自動車のほとんどは中国で売られているが、実は自動車部品は日本や韓国など海外に輸出されるものも多い。中国のほぼ全土で製造業がストップした影響が、日本にも波及したのだ。

日産はその後、栃木工場の一時停止にも追い込まれた。ホンダやスズキ、マツダも中国からの部品調達に支障が出たため、一部車種の生産を遅らせるなどの対応を迫られた。韓国の現代自動車も二月、韓国の三カ所の工場の生産ラインを止めた。欧米自動車大手フィアット・クライスラー・オートモービルズ（FCA）がセルビア工場を止めるなど、影響は欧州にも広がった。車だけではない。パナソニックとLIXIL（リクシル）はトイレやシステムキッチンなどの一部で部品が調達できず、新規受注を止めた。明らかになっていないものも含めれば、世界中でさまざまな製品の生産が滞ったとみられる。

こうした現象は、素材・部品・製品の「サプライチェーン（供給網）」の重要さを改めて浮き彫りにした。身近な例でいえば、マスクもそうだ。日本でマスクが品薄になった背景には、国内で流通するマスクの約七割を中国からの輸入が占めていたことがある。中国国内でも需要が急増したことから、中国は国内向けを優先し、輸出に回せなかったとみられている。中国だけに頼っていては、生産継続に必要な部品や、国民の健康を守るマスクすら確保できない。こんな危機感が日本を含む世界各国に広がったのは自然なことだった。

外交政策にも影響

「日本はいったい何を考えているんだ」。四月七日、日本政府が新型コロナウイルス感染症を受けて百八兆円規模の緊急経済対策を決定すると、中国共産党内に緊張が走った。経済対策の一項目として「サプライチェーン改革」が掲げられ、「一国依存度が高い製品・部素材について生産拠点の国内回帰等を補助する」などとあったからだ。ある共産党幹部は「日本は生産拠点を中国から引き揚げ、中国からの輸入も縮小しようとしているのではないか」と警戒感をあらわにした。

中国はここ数年、ただでさえ人件費が上昇し、より低コストで生産できる東南アジアなどへの生産移転が相次いでいた。そんな動きが加速すれば、米中貿易摩擦と新型ウイルス感染症でダブルパンチを受けた中国の製造業の苦境はさらに深まる。「日本企業を引き留めるための手を打たなければならない」。党内では外資系企業に対する補助金や優遇策の検討を急ぐべきだとの声も出たという。

近年、経済がグローバル化する中で、国境をまたぐサプライチェーンが網の目のように広がってきた。それは各国が経済の協力関係を深め、自由貿易を推進してきた証しでもある。だが新型ウイルスの流行という未曽有の事態は、各国にこうした国際分業の見直しを迫ることになり、外交政策にも影響し始めた。中国の習近平指導部は国際関係の変化に備え、自国に有利な状況をつくり出そうと外交攻勢を強める。次章では、新型ウイルスの感染が世界に拡大する中で、習指導部がどのような外交活動を展開したのかを振り返ろう。

第六章

激化する米中対立

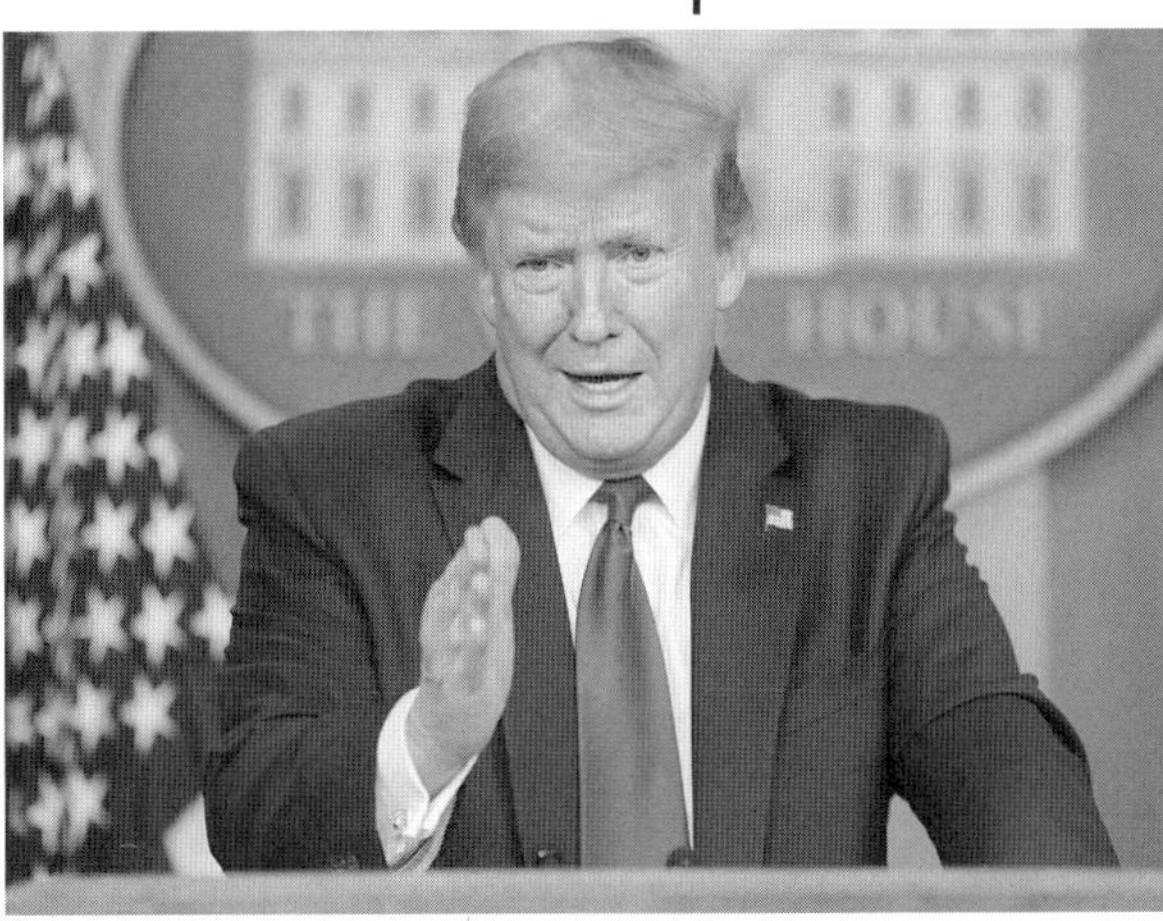

記者会見で武漢ウイルス研究所について言及するトランプ米大統領
（2020年４月17日、UPI／共同）

海外旅行ラッシュ

中国が春節（旧正月）の連休初日を迎えた二〇二〇年一月二十四日、北京の首都国際空港では大勢の旅行客が日本など各国に向け海外旅行に旅立った。ちょうど一週間前に私がこの空港から武漢に向かったときは、マスクをした人はそれほどいなかったが、さすがにこの日はマスク姿の人が増えていた。東京に向かった乗客によると、機内はほとんどの乗客がマスクをしていた。出国審査の前のサーモグラフィーによる検温も「ゆっくり進んでください」と表示が出て、普段より慎重に行われたという。

一方で日本の空港では、到着客に対する検疫などのチェックが「驚くほど簡単だった」（日本に戻った駐在員）という声が相次いでいる。

何度か触れた通り、中国政府が新型コロナウイルス感染症対策を本格化させたのは一月二十日のことだ。ただ、このとき中国政府は、国民が出国することについて特段の規制を設けていない。中国では春節の休暇を連休の前から取る人も多く、出国ラッシュは一月上旬から始まっていた。

湖北省武漢市からも、二十三日に都市が封鎖されるまでは、海外旅行や出張に出掛けることができた。武漢ほどの大都市なら、一般市民が連休で海外旅行に行くのは普通のことだ。特に中国では日本の人気が高い。東京、大阪だけでなく地方都市にも中国人旅行客が大勢訪れ、近年は日本の飲食、小売店やサービス業にとって「春節商戦」が書き入れ時になっている。武漢からも、成田空港などへの直行便で多くの人が日本に行ったはずだ。もちろん欧米や東南アジアなど各国にも、武漢封鎖前に多くの人が移動したとみられる。

一月中旬には、タイを観光で訪れた武漢市の女性が新型ウイルスに感染していることが発覚した。タイは近年、中国の一般庶民の間で手軽に行ける海外旅行先として人気がある。さらに韓国やシンガポールでも中国人の感染が発覚。十六日に発表された日本で一例目の患者も、一月上旬に武漢から帰国した人だった。

感染した可能性があるのに出国してしまった人もいた。中国メディアによると、ある女性は武漢が封鎖される前に、発熱とせきの症状があるのに薬で熱を下げて検温をかいくぐり、フランスに入国。通信アプリ「微信《ウェイシン》」に自ら「大急ぎで薬を飲み、何度も体温を測り、幸いにも下がったので順調に出入国できた」と正直に投稿。中国でもネット上で激しい批判が起きた。

中国政府は一月二十七日になって、海外への団体旅行を禁止した。旅行会社が航空券と宿泊をセットで手配する個人旅行も禁じた。だが春節の連休は三十日までの予定だったから、もともと旅行を計画していた人の大半は出国した後だったとみられる。この時点で既に感染者は十を超える国と地域に広がり、アジアだけでなく米国、フランス、オーストラリアでも確認されていた。

WHOからの〝お墨付き〟をアピール

中国は武漢こそ封鎖したものの、国家間で人の往来を制限することには強く抵抗していた。貿易など経済活動に大きな影響があるからだ。だが国際社会は新型ウイルス感染症が中国以外にも拡大することを心配し始め、世界保健機関（WHO）が「国際的に懸念される公衆衛生上の緊急事態」を宣言するかどうかに注目していた。

ＷＨＯは国連の専門機関で、スイスのジュネーブに本部がある。新しい感染症が流行したときに警告を発したり、各国間で情報を共有したり、協力を推進するために調整したりするのが役割だ。各国はＷＨＯが宣言に踏み切れば、それをきっかけにして中国との往来停止などを打ち出す構えだった。

一月二十二、二十三日の二日間開かれたＷＨＯ緊急委員会は「現時点では時期尚早」として宣言を見送ったものの、引き続きＷＨＯは宣言を検討していた。

そんな中、ＷＨＯのトップであるテドロス事務局長は二十七、二十八日の二日間、北京を訪問し、習近平国家主席と会談した。北京の人民大会堂にテドロス氏を迎えた習氏は、「ＷＨＯと国際社会が客観的、公正で、冷静かつ理性的に感染症を評価すると信じている」と訴えた。「過剰に大騒ぎするべきではない。緊急事態宣言も望ましくない」という考えを強くにおわせたのだ。

中国政府によると、テドロス氏は「中国の行動の早さや規模の大きさは世界でもまれに見るものだ。高く称賛する」と評価し、「ＷＨＯは過剰反応に反対する」と応じた。二十八日にテドロス氏は王毅国務委員兼外相とも会談。中国政府の発表文によると、テドロス氏は「中国が取っている措置は有効で、感服する」と持ち上げ、「自国民を（中国から）退避させたがっている国もあるが、ＷＨＯはそのような主張はしていない。いまの状況下では落ち着くべきで、過剰反応の必要はない」と述べたという。ちなみに日本政府が邦人を武漢から退避させるためチャーター機を羽田空港から飛ばしたのは、この日の夜のことだ。

その後、ＷＨＯはジュネーブで三十日に開いた緊急委員会で、緊急事態宣言に踏み切った。だが各国・地域に対して渡航制限勧告を出すことは見送った。テドロス氏は「渡航や交易を制限する理由は見当たらない」と発言した。各国との貿易や投資を維持したい中国にとっては追い風となる決定だった。

中国はＷＨＯからの〝お墨付き〟を各国にアピール。王氏はテドロス氏と会った二十八日、さっそく英国のラーブ外相と電話会談し、「ＷＨＯ事務局長は中国の措置を高く称賛した。ＷＨＯは専門的な観点から、急いで退避することには賛成していない」と強調し、「中国は在留外国人の健康と生命の安全を保障する」と話した。二十九日のオーストラリアのペイン外相との電話会談でも同様の主張をした。三十一日にカナダのシャンパーニュ外相と電話会談した際には「WHOは中国を対象としたいかなる旅行や貿易の制限にも反対している。カナダがWHOの意見を尊重し、人と貿易の往来が妨げられないことを確実に保証することを希望する」と伝えた。

渡航禁止に猛反発

WHOが中国の取り組みを評価し、渡航制限勧告を見送ったにもかかわらず、感染拡大に危機感を持った国々は独自に渡航禁止へと動いた。例えばイタリアだ。一月三十日、湖北省から観光で訪れていた夫婦が新型ウイルスに感染していることが明らかになった。イタリアは後に感染者が爆発的に増えて大騒ぎになるが、これが初の感染確認だった。現地メディアによると夫婦は二十三日にミラノに到着していたというから、武漢の封鎖直前に出国したのだろう。イタリアは両国間の航空便の運航を当面停止した。

だが中国はこの措置に猛反発する。二月一日、在イタリアの中国大使館が声明を発表し、「テドロス事務局長は『国際的な人の移動を制限する必要はない』と強調している」とWHOの主張を援用し、イタリア側に航空機の運航再開を求めた。二月六日には、秦剛《しんごう》外務次官が駐中国のイタリア大使に対して、「イタリアは事前に中国に知らせることもなく一方的に両国間の航空便の運航を止めることを決めた」と批判し、「過度な反応と規制措置に強烈な不満を示す」と抗議。航空便の運航の再開を強く求めた。中国側の発表によると、イタリア大使は「なるべく早く一部の便の往復を許可し、両国間の正常な往来の回復に向け努力したい」と応じた。

中国政府が旅客便の再開を要求したのは、イタリアに滞在する多数の中国人が帰国できなくなっていたことも要因として大きい。翌七日には、一部の便の再開が決まった。だが共産党機関紙の人民日報によると、この際、中国側は「今回の再開は双方向のものだ。仕事や留学で急いでイタリアに行きたい中国人も、チケットを買うことができる」と説明していた。このため中国からイタリアに向かう人の動きも止まらなかったとみられる。

イタリアのほかにも、イスラエルが中国からの航空便の乗り入れを禁止すると発表。シンガポールも中国のパスポート所持者などの入国を原則禁止にした。中国と接するモンゴルが国境の道路を封鎖したほか、北朝鮮は中国に乗り入れる全ての航空便と列車の停止を決定した。

米国も一月三十日、中国全土への渡航警戒レベルを最高の「渡航中止・退避勧告」に引き上げたと発表した。緊急要員を除く在中国の大使館員やその家族の国外退避を許可した。続いて三十一日には、十四日以内に中国に滞在したことがある外国人の入国を二月二日から拒否することを決めた。

王氏は一月三十一日、パキスタンのクレシ外相との電話会談の場を借りて米国に猛反発した。「パキスタンは武漢に千人近い公民がいるのに退避させるつもりはないとしている。これは中国政府に対する信認の表れだ」と評価し、「一部の国は中国に対して全面的な旅行禁止令を発表している。この手の他人の困難につけ込むやり方を取るべきではない」と米国への不満をぶちまけたのだ。

中国外務省も報道官の談話で「WHOが旅行制限はしないようにと呼び掛けているのに、米国は逆行しており、不誠実だ」と非難した。

習近平国家主席は二月七日、トランプ米大統領と電話会談した。習氏も「中国の素早く思い切った措置は世界保健機関（WHO）の高い評価を得ている」と強調。さらに「WHOは、全ての国に過剰反応しないようにと何度も呼び掛けている。米国が冷静に感染状況を評価し、対応措置を調整するよう希望する」と述べ、渡航中止や入国拒否といった対応を撤回するよう求めた。

実はのちのち、中国で感染拡大の勢いがある程度収まり、米国で感染者が急増すると、中国の言い方は逆転している。国営通信の新華社は五月十三日、WHOが一月末に緊急事態宣言を出したのに米国は手を打たず、「ホワイトハウスは二カ月間、感染症の脅威を軽視し続けていた」と非難した。たしかにトランプ政権の新型ウイルス対応は後手に回った。だが実際には当時、米国は中国に対して渡航制限や入国拒否を打ち出しており、むしろ中国はそれを「過剰反応だ」と批判していたのだ。

米中対立の舞台となったWHO

米中の争いは、世界保健機関（WHO）のあり方そのものを巡っても熱を帯びた。トランプ米大統領は三月二十五日の記者会見で、WHOを「非常に中国寄りだ」と批判した。

四月七日の会見では、米国のＷＨＯに対する拠出金額の見直しを検討すると表明した。武漢の状況を「ＷＨＯは調べなかった」と指摘し、「(ＷＨＯは) いつも中国側に立っているのに、資金は米国が出している」と不満を述べた。また一月三十一日に米国が中国からの入国拒否を打ち出したときに、ＷＨＯが中国との往来を止めないよう主張していたことにも不信感を示した。四月十四日の記者会見では、ついにＷＨＯへの資金拠出の一時停止を表明した。

確かに北京で見ていても、ＷＨＯの態度はかなり中国寄りだという印象を受けた。ＷＨＯは二月後半、中国の専門家たちと合同で武漢など中国各地を巡る調査団を派遣。二月二十四日に北京で調査を総括する記者会見を開いている。

ＷＨＯ側から出席したエイルワード団長は、武漢の封鎖などを引き合いに出して「中国のようにやればこんなに命が救えるよということを世界に伝えたい」と絶賛。中国の初動が遅れたのではないかとの指摘に対しては、「少し遅れるのは、新たな感染症が発生したときにはよくあることだ。こんな風になるとは想像しようがないのだから」と擁護した。

中国に限ったことではないが、各国が発表する感染者のデータがはたしてどのぐらい正確なのか、このころ多くの人が疑問を持っていた。だがエイルワード氏は中国の発症者数が減少し始めているというグラフを示し、「得難い成果を上げ得た背景には、中国のリーダーがひとつひとつ下した素晴らしい政策決定があった」とも称賛した。

エイルワード氏が示したグラフはWHOが調査したデータではなく、中国政府が提供したものだった。当たり前のことなのかもしれないが、WHOは独立した調査機関などではないということを思い知らされる記者会見だった。ちなみにエイルワード氏はジュネーブに戻ってから、「自分が感染したら、中国で治療を受けたい」と語っている。

その後、WHOが五月十八、十九日に開いた年に一度の総会は、完全に米中対立の場と化した。トランプ米大統領が十八日、テドロス事務局長宛ての書簡を公表し、WHOの新型ウイルス対応が中国寄りだと批判し、米国は脱退を検討すると表明したのだ。トランプ氏は総会での演説の招待を断った。総会で演説したアザー米厚生長官は「加盟国のうち少なくとも一つの国は感染拡大を隠そうとした」と、名指しを避けつつも中国を批判した。

一方、中国は習近平国家主席が演説し、「テドロス事務局長の指揮下、WHOは世界規模での対応に多大な貢献をした」と持ち上げ、新型ウイルス対策として二年間で二十億ドル（約二一〇〇億円）を拠出すると華々しく表明した。「アフリカ諸国は公衆衛生体制が弱い」とも言及して支援を強化すると約束。エチオピア出身のテドロス氏を意識したのは明白だった。一方、米国が後押しする台湾のWHO総会オブザーバー参加には断固反対し、実現させなかった。

実は中国は長い年月をかけてWHOへの影響力拡大に努めてきた。二〇〇六年の事務局長選では、中国が推した香港出身のマーガレット・チャン氏が、新型ウイルスで日本政府の専門家会議の副座長も務めた尾身茂氏らを退けて当選している。WHOへの資金拠出額では米国を下回るものの、運営にきっちりと関わることで影響力を確保してきたのだった。

一方、トランプ氏は二十日、新型ウイルスの感染拡大について「世界規模での大量殺戮を行ったのは、ほかでもない中国の無能さだ」とツイッターで強く非難した。だが米国では、トランプ氏が新型ウイルスを当初軽視したことで感染が拡大したとの批判が高まっていた。経済が失速し、最大の成果と誇ってきた雇用が悪化して支持率は下落。秋に予定される大統領選をにらみ、自身への批判の矛先をそらすために中国への攻撃を強めたとの見方が強い。

ウイルスの発生源はどこなのか

米中の対立は、新型ウイルスの起源を巡っても先鋭化した。三月五日、ポンペオ米国務長官は記者会見で、新型コロナウイルスを「武漢ウイルス」と呼んだ。テレビのインタビューでも「感染がどこから始まったのかについて確信を持っている」と語り、感染拡大初期の情報開示が不十分だったと中国政府を批判した。トランプ大統領も十六日、ツイッターで「中国ウイルス」と表現するなど、新型ウイルスが中国起源であると印象付ける発言が米政権側で増えていった。

だが新型ウイルスはどこで発生したのか。この本を書いている六月末の時点でもまだ分かっていない。最初に流行が確認されたのは湖北省武漢市だ。感染者の中に、市内の華南海鮮卸売市場に出入りしていた人たちが多かったことも確かだ。だが新型ウイルスがいつ、どこで最初に発生したのかは判明していない。

中国側は米政権が一方的に中国に新型ウイルス拡大の責任を押し付けようとしていると警戒して反論し始めた。中国外務省の報道官である趙 立堅《ちょうりつけん》副報道局長は三月十二日、ツイッターに「米軍が感染症を湖北省武漢市に持ち込んだのかもしれない」と書き込んだ。趙氏は後日、定例記者会見の場で、このツイートについて「（米国が中国に）汚名を着せたやり方に対する、多くの中国人の義憤を反映したものだ」と主張した。だが米軍が持ち込んだと推測する根拠は明らかにしていない。ただ中国では、二〇一九年十月に武漢市で開かれた各国の軍人が集まるスポーツの国際競技大会で、米国の参加者が感染症を発症したとのうわさがインターネット上などで出回っていた。趙氏の発言は国外から見るとかなり唐突だったが、このうわさを念頭に置いていたとみられる。

中国外務省は「発生源の問題は科学的な問題であり、科学者が判断すべきことだ」という公式見解を繰り返した。趙氏のツイートが公式見解なのかどうか、外務省の定例記者会見では何度も質問が出たが、明言を避けた。

ちなみにインターネットに厳しい閲覧規制がある中国では、ツイッターやフェイスブック、インスタグラムなどは見られないし、グーグルの検索もできない。だが一般にも普及している「VPN（仮想私設網）」を使って規制を回避することはできる。中国の経済官庁の幹部から「私も使っていますよ。そうしないと海外の情報が取れず仕事にならないから」と当たり前のように言われたことがある。中国外務省では、自国の主張を対外発信するため、報道官などが頻繁にツイートしている。個人のアカウントではあるが、共産党や政府の意向に沿っているのは間違いない。報道官は好き勝手に持論を発表できる立場ではないからだ。

中国政府としては、定例記者会見や国営メディアの報道などで公式見解を繰り返しつつ、根拠を説明できないレベルの情報はツイッターなどで発信し、米国のイメージダウンを図る戦略を取ったとみられる。なお米ツイッター社は五月末までに、

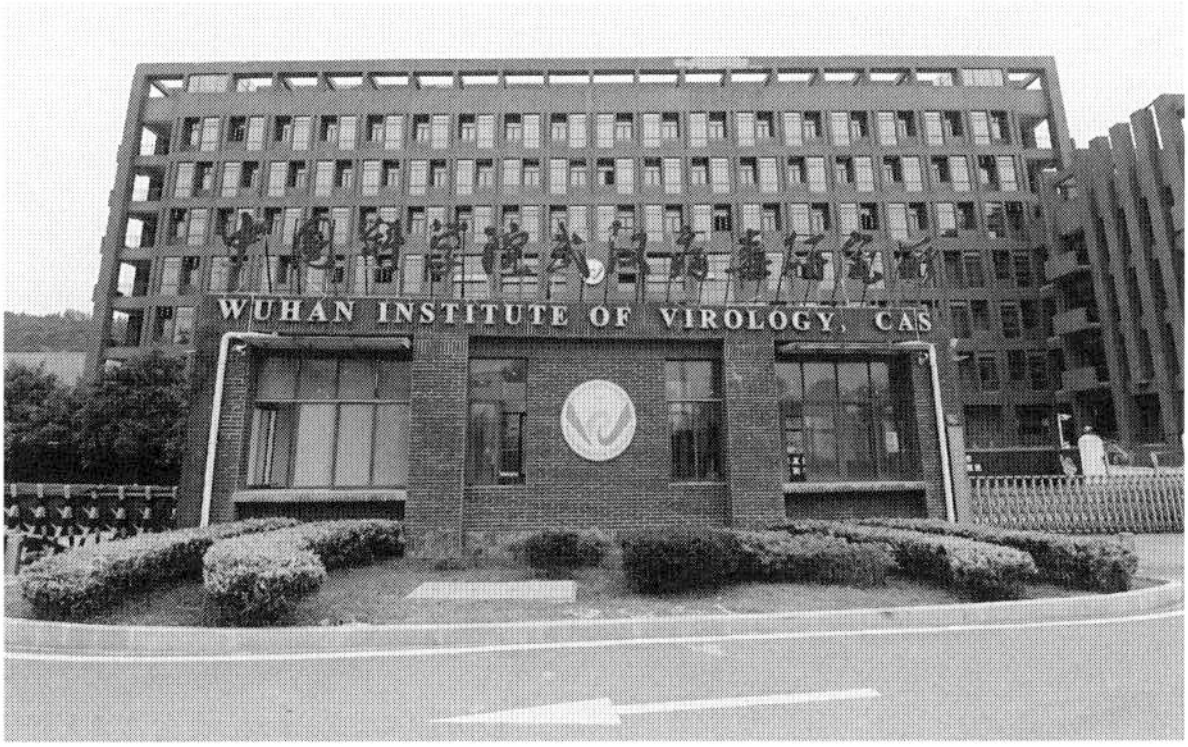

米国が新型コロナウイルスの発生源だと主張する中国科学院武漢ウイルス研究所（2020年５月20日／共同）

この趙氏のツイートに対して、閲覧者が自分で事実確認するよう促す警告を付けた。鵜呑みにするなということだ。趙氏は記者会見で、「米国の政治家はいつもデマをまき散らしている。ツイッター社はこうした言論を全て調べるべきではないか」と不快感を示した。

武漢ウイルス研究所

米国も、根拠を示さずに発生源を特定するような言動をしている。武漢市中心部から三十キロほど離れた郊外にある「中国科学院武漢ウイルス研究所」。塀に囲われた敷地内にいくつもの建物が並んでいる。中国でトップレベルのウイルス関連研究施設だ。危険な病原体を取り扱うバイオセーフティーレベル（ＢＳＬ）が四段階の「４」という、最大級の安全性が要求される実験室を備えている。病原体が漏れないよう、実験室の気圧を外部より低く保つなど、厳しい国際基準を満たすよう要求されている。

トランプ米政権は四月ごろから、この研究所がウイルス発生源だとの主張を強めた。トランプ氏は四月十七日の記者会見で、同研究所からウイルスが流出した可能性を巡り、「われわれは調査している。（武漢では）おかしなことがたくさん起きている」と強調した。ポンペオ米国務長官は五月三日、米テレビに出演し、同研究所が新型ウイルスの起源だとする「多くの証拠がある」とまで話している。

武漢ウイルス研究所から新型ウイルスが流出したのではないか。中国でも早くから、そんなうわさがインターネット上で出ていた。研究所には、コウモリが保有するウイルスの研究で知られ、「バット・ウーマン（コウモリ女）」とも呼ばれた石正麗氏がいる。石氏は重症急性呼吸器症候群（ＳＡＲＳ）のウイルス発生源を調べるためにコウモリからコロナウイルスを採取、研究してきた。そんなことから、うわさを呼んだのかもしれない。だが六月末の時点で、米国はこの研究所がウイルスの起源だという根拠を示していない。米中ともに、根拠を示さないまま、互いに新型ウイルスの起源を押し付けるような舌戦が過熱していた。

「世界は中国に感謝すべきだ」

米国との対立が激しくなる中、中国は米国以外の国々とは良好な関係を結ぼうと動き始めた。マスクや防護服をはじめとする物資の支援などを積極的に展開したのだ。

感染拡大の初期は日本を含めた世界各国から支援物資を受け入れる立場だったが、次第にマスクや防護服といった物資の国内生産体制が整ったため、対外支援の余裕が出た。しかも中国は各国よりも一足先に感染拡大がピークを過ぎ、三月後半から四月にかけて、各国の感染者数が続々と中国を追い抜く状況になり始めていた。支援される側からする側へと立場が逆転したのだ。

北京でも中国人の友人に「マスクは足りているか。たくさんあるから分けてあげるよ」という声を掛けられるようになった。私はかなり豊富にマスクを持っていたので辞退していたが、もしなかったら助かっていただろう。

　中国政府によると、中国は五月末までに二十七カ国に医療チームを派遣し、地方政府や民間企業によるものを含めれば百五十の国・地域や国際機関に支援物資を送ったという。世界に輸出したマスクは七〇六億枚、防護服は三億四千万着に上り、安定供給に貢献したと強調している。日本に向けても、地方政府が友好都市の関係を結んでいる日本の自治体などに、盛んにマスクなどを送り始めた。

　ただ一部の国では、中国製の医療製品の品質が低いとの批判も出た。スペイン政府などによると、同国では中国企業から購入したウイルス検査キットが不良品だと判明し、五万八千個が返品となった。英ＢＢＣ放送によるとオランダでも中国製マスクを回収。トルコでも検査キットの欠陥が見つかった。中国外務省は「感染対策が始まった当初、中国に送られた物資にも不合格品はあった」と不満を表明。たださすがに国際イメージの悪化は気にしているとみられ、「もし問題があれば解決する」とも付け加えた。

中国製マスクなどの品質については中国国内でも問題化していた。江蘇省ではマスクの材料となる不織布を生産すればもうかるとみた異業種からの新規参入が続出。ミニバブル状態となったが、品質が劣った製品も多く出回った。中国政府は四月、不良品が海外に流出しないよう、新型ウイルス対策で使う医療製品の輸出許可基準を厳しくしている。

一方で習近平指導部は、武漢の封鎖などにより中国が感染症を抑え込み、世界のために時間を稼いだ、との主張を繰り返し強調し始めた。三月初めには「世界は中国に感謝すべきだ」とする評論が中国の国営ニュースサイトにも掲載された。こうした態度は対外的な摩擦も招く。フランスでは三月末に死者数が中国を上回った際、中国の統計を疑問視する報道が相次いだ。すると在フランスの中国大使館は中国の対処を「勝利」と唱え、欧米諸国について「政治家はののしり合い、市民を見捨てて多数の犠牲に直面させている」と主張する文章をウェブサイトで公開した。ルドリアン外相は中国の大使を外務省に呼び抗議している。

「われわれは世界のために働いている」

中国は自国の立場をアピールする外交活動も活発化させた。王毅国務委員兼外相はまだ中国国内の混乱が収束していない二月中旬にドイツを訪問。南部ミュンヘンで開催中の「ミュンヘン安全保障会議」で十五日に演説し、新型ウイルスに対して中国が「迅速かつ効果的に対処してきた。感染は制御可能だ」と強調した。同行した秦剛外務次官も「われわれは世界のために働いている。中国の取り組みが認められることを期待する」と訴えた。中国経済についても「影響は限定的で（近い将来）力強く回復する」と胸を張った。会場では公衆衛生の専門家が相次いで新型ウイルスへの懸念を表明し、中国の強気な態度とは温度差があったという。続く二十日には、王氏はラオスで開かれた中国と東南アジア諸国連合（ＡＳＥＡＮ）による新型ウイルスを巡る特別外相会議に出席。「中国では日ごとに感染者の数が減っている」と強調し、各国の懸念を拭い去ろうとした。

だが中国からの渡航者に何らかの制限を導入した国は、二月中旬までに百三十を超えていた。中国商務省幹部は、「国際物流の停滞や中国に対する貿易障壁の増加といった問題に直面している」と指摘。中国政府は世界貿易機関（WTO）の加盟各国に「不必要な（対中）規制措置はなるべく早く解除」するよう呼び掛けた。

四月中旬には、新型ウィルス対策を話し合う東南アジア諸国連合（ASEAN）プラス日中韓の首脳によるテレビ会議に李克強首相が出席。重要な医療物資を備蓄する施設の建設を提案した。李氏は「助け合いの決意を示し、一日も早く感染に打ち勝つよう努めるべきだ」と呼び掛けている。

習近平氏の訪日延期

新型ウィルスは中国と日本との関係にも大きな影響を及ぼした。四月に予定していた習近平国家主席の国賓待遇での来日が延期となったのだ。実現すれば、二〇〇八年五月の胡錦濤《こきんとう》氏以来、約十二年ぶりの中国国家主席の国賓来日となるはずだった。日中関係は二〇一二年の沖縄県尖閣諸島の国有化を機に悪化し、中国各地で反日デモが繰り返されるなど、どん底の状態にあったが、時間をかけて改善しつつあった。その総仕上げが習氏の来日だった。

後から振り返ると、四月はまだ日中ともにとても首脳外交を再開できる状態ではなかった。だが中国側にはぎりぎりまで日本訪問を期待する声もあった。日本からの支援物資が届くと、国営メディアは大きく報じ、習氏訪日の雰囲気を盛り上げようとする強い意図が感じられた。実際、新型ウイルスをきっかけに、日中双方が互いに支援物資をやり取りしたことで、親善ムードが高まると期待する共産党関係者もいた。

中国が対日関係の改善を重視するのは、米国との対立が長引いていたからだ。米国以外の他の国とけんかをする余裕がないのだ。しかも日本は米国の同盟国だ。日米が協力して中国に対抗する事態を避けるため、くさびを打ち込む狙いもあったとみられる。

「米国では〝政治ウイルス〟が広がっている」

新型ウイルスを巡って激しくなった米中の対立は、この原稿を書いている六月末の時点でも、先鋭化するばかりだ。中国外務省が平日の午後三時過ぎに毎日開いている定例記者会見も、米国への非難に割く時間が長くなっている。この会見は、外務省報道官らが交代で担当している。女性の華春瑩《かしゅんえい》報道局長を筆頭に、あとは男性の耿爽《こうそう》副報道局長、趙立堅副報道局長の計三人だ。耿氏は六月上旬に人事異動となり、六月末時点では残りの二人体制となっている。日本のテレビニュースで中国側の主張を紹介するときに、よくこの会見の様子が報じられる。記者の質問がなくなるまで、挙手すれば必ず質問の機会が与えられるというのはありがたい。もちろん、公式見解を繰り返すだけで取り付く島もない回答も多い。報道官が答えたくない質問は「担当部門に聞いてください」の一言で片付けられてしまう。「担当部門」が正面から答えることは少ないし、そもそも連絡先すら公開されていない場合もある。それでも私たちは毎日交代で会場に足を運んでいる。記者会見の記録は中国外務省のホームページに掲載されるが、全ての内容が出るわけではないからだ。

米中関係に関する質問は連日のように出ているが、華氏が不快感をあらわにして舌打ちしながら回答する場面などもあり、米国へのいらだちが日に日に募っていることがうかがわれた。新型ウイルス以外の問題でも米中の対立は激化。香港で二〇一九年六月から続いている抗議デモについては、中国は「黒幕は米国だ」と指摘し、国家主権を脅かしていると非難した。新疆ウイグル自治区での少数民族への抑圧を巡る問題でも、人権侵害を指摘する米国の批判は「内政干渉」だと反発している。新型ウイルスの拡大をきっかけに、あらゆる米中の対立点が浮かび上がる様相を呈し始めた。

五月下旬、北京で記者会見を開いた王毅氏は、「米国では新型コロナウイルス以外にも〝政治ウイルス〟が広がっている。中国を攻撃し中傷するというウイルスだ」と述べ、対中圧力を強めるトランプ米政権に対する怒りをむき出しにした。もはや米中による「新冷戦」と捉える議論も出ている。ハイテク分野での覇権争いも、互いのサプライチェーンを分断してそれぞれの経済圏を築く「デカップリング」につながるのではないかという懸念が取り沙汰され始めている。

第七章

「コロナ後」へ向かう中国

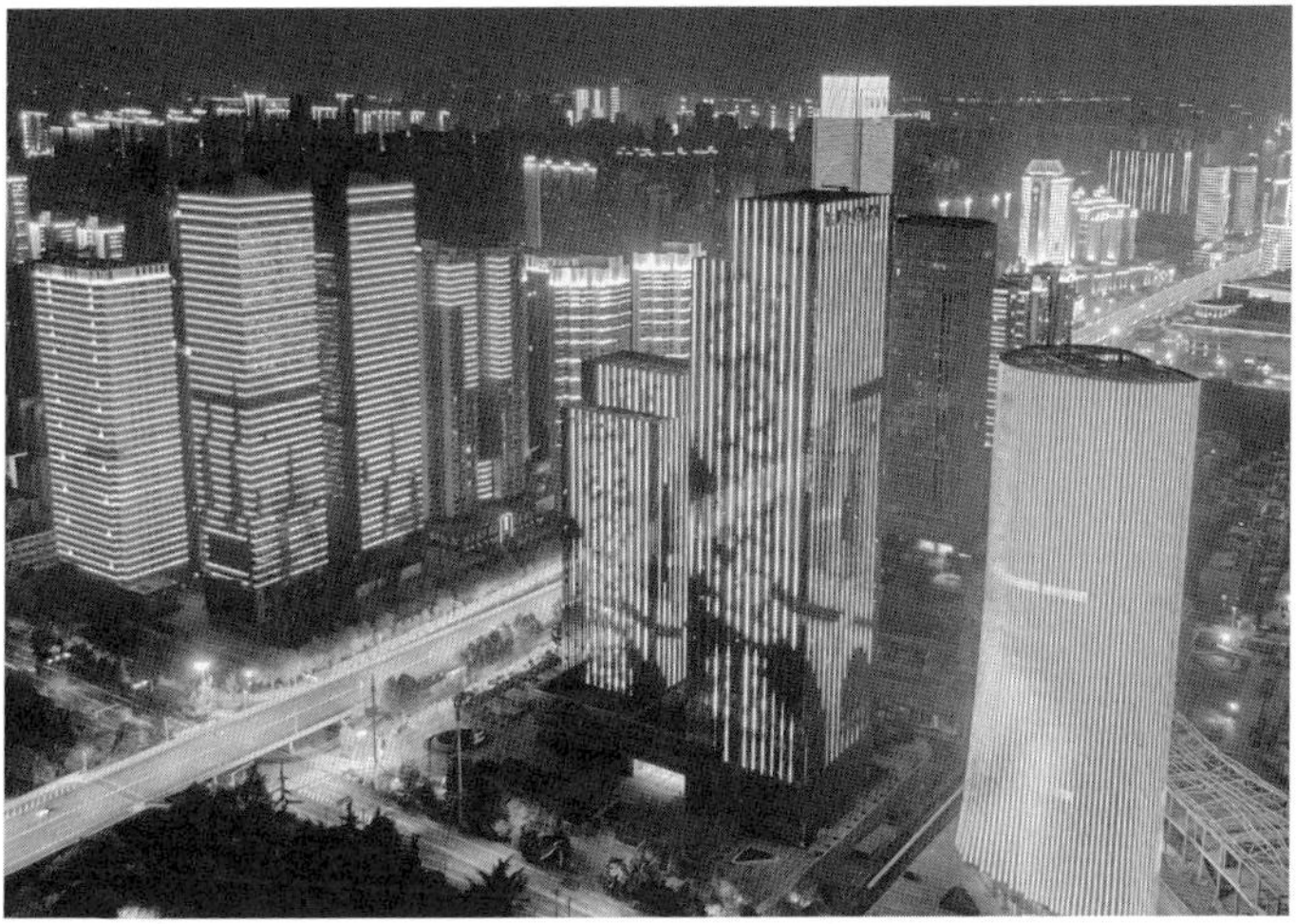

都市封鎖解除にともないライトアップされた武漢市中心部の高層ビル
（2020年4月8日、新華社／共同）

武漢の封鎖解除

四月八日午前零時。湖北省武漢市の中心部で、「江漢関」と呼ばれる約百年前に建てられた西洋風建築の時計台の鐘が鳴った。マスク姿の人たちから歓声が上がる。約二カ月半ぶりに武漢の都市封鎖が解除されたのだ。すぐそばを流れる長江沿いの高層ビルがライトアップされ、通りがかった車がクラクションを鳴らす。

武漢市西部の高速道路料金所では、当局者が「高速道路の封鎖を解除する」と宣言すると、鉄柵が取り除かれ、車が次々に市外へ向かって走り始めた。早朝には、中心部の漢口駅から始発列車がゆっくりと出発した。

こうした光景を、インターネットメディアや国営テレビがこぞって実況中継した。地元当局によると、武漢は三月十八日、封鎖以降初めて一日あたりの新規の発症者がゼロになった。習近平指導部は感染抑え込みの成果が上がったと判断。まず湖北省の武漢以外の都市封鎖を解除し、三月二十四日、武漢についても四月八日に解除すると発表していた。

封鎖解除後、私は北京から何人かの武漢市民に連絡を取った。ある市民は解放感からか、まくし立てるように市内の様子を教えてくれた。

「だいぶ商店が営業再開し始めた。スーパーでは入店できる人数が決まっているので待たされた。でも五分ぐらいだ。飲食店はまだ持ち帰りだけの店が多い。各小区の出入りの管理は、体温の測定もあるし厳しいままだ」。

市当局から携帯電話に、「封鎖解除は武漢を離れることに関する措置であり、社区の管理はまだ解除できない」という内容のショートメッセージが届いたという。

武漢の封鎖中に、「社区」や「小区」という居住区ごとに外出規制が敷かれたことは第二章で紹介したが、感染症流行の「第二波」を警戒する当局は、引き続き規制することにしたのだ。ある市民が住む社区では、職場が業務を再開したという証明書がある場合は出掛けられるものの、証明書がない場合は各世帯一日あたり一人が二時間外出できるだけという制限が続いた。一方で外出制限が解かれた社区もあった。不自由な生活は続くが、ある市民は「明らかに外の人通りが増えている」と喜んだ。

「あなたを今から隔離します」

武漢では封鎖解除後も、社区や小区、職場や商業施設の出入り口などで、頻繁に「健康コード」の提示を求められるようになった。健康コードは、スマートフォンで自分の健康状態を判定するアプリだ。新型ウイルスが流行する中、中国の電子商取引（EC）最大手「アリババグループ」が開発した。

利用者がスマホに氏名や身分証番号などの個人情報を登録。感染者が多い地域での滞在歴、発熱症状の有無や感染者との接触歴などを自己申告する。移動の履歴などスマホに蓄積されているデータも加味され、赤、黄、緑の三段階で健康レベルが判定される。緑色なら職場や商店、飲食店などに出入りできるが、黄色や赤色なら隔離が必要となる。

初めはアリババ本社のお膝元である浙江省杭州市で二月に導入されたが、政府のバックアップで全国に拡大された。同様のアプリが地方ごとに導入され、六月の時点で、既に街を出歩く上で必須のアプリとなっている。

北京の場合は「健康宝」というアプリが普及し、小売店や飲食店、オフィスビルなどに入る際に提示を求められることが多い。記者会見に出席する際に提示を求められることもある。高速鉄道や航空機の利用でも必要だ。

中国では国民一人一人に身分証番号が割り振られている。さらに各個人の携帯電話は身分証とひも付けられている。だから鉄道や航空機の利用、ホテルの宿泊、飲食店や商店での支払い、配車サービスやシェア自転車の利用、通販での買い物など、スマホを使うたびに足跡が付く。外国人の場合はパスポートの番号で代用されている。

しかも近年は現金がほとんど使われず、スマホの決済が主流だから、個人の行動がかなり把握可能になった。感染者が多い都市での滞在歴といった基本的な情報はもちろん、感染者が出た飲食店に同じタイミングで居合わせたかどうかといった情報をつかむのも可能だ。実際にどこまで健康コードのアプリに反映されているのかは不明だが、スマホの位置情報そのものを反映するのも可能なはずだ。

「あなたを今から隔離します」。健康コードが普及する前のことだが、北京市の会社員は河南省に高速鉄道で帰省した際、実家に着いてしばらくすると突然訪ねてきた地元の当局者に、こう告げられた。北京から乗ってきた高速鉄道の同じ車両で感染者が発覚したのだという。身分証番号を頼りに実家を割り出されたらしい。「無線ＬＡＮもない狭いホテルの部屋に二週間も閉じ込められて最悪だったよ」とこぼしていた。国民の追跡が可能なシステムが、健康コードの普及をきっかけに、今後さらに強化されることは間違いない。

事実上の鎖国状態

中国全土で感染拡大の勢いが弱まり、ようやく経済活動の再開が本格化し始める中、中国政府は外国からの感染者の流入に警戒を強め始めた。特に首都・北京での感染対策を強化した。第四章で触れた通り、毎年三月に開く重要な政治イベント、全国人民代表大会（全人代）を新型ウイルスのため延期していた。新たな開催日程を決めるため、なんとしても北京の感染を確実に抑え込まなければならなかった。特に北京市外から入ってくる人が感染をもたらす事態に神経をとがらせ始めた。

三月の半ばには、北京で社区や小区の出入りの規制が厳しくなった。私は新型ウイルスで外食ができなくなったのをきっかけに自炊を始めていたのだが、お気に入りの食品スーパーがある社区が、区内の住民以外は立ち入り禁止になってしまった。中国では豚肉といえば塊の肉が主流だ。薄切りの豚肉が買えるのは近所ではここだけだった。小さな土鍋で白菜と煮込むだけで立派なおかずになるので重宝していたのだが、作れなくなってしまった。

このころしきりに警戒され始めたのが「輸入病例」だ。外部から流入した感染者を示す中国語だ。外国で感染した人が中国に入国する際の検査で感染が判明したようなケースがこれにあたる。国や各省・市が毎日発表する発症者の統計にも「輸入病例」という項目が付け加わった。地元ではなく、他国または他省で感染したという点を強調しているわけで、「うちは対策をちゃんとやっているのに外から入ってきてしまった」というニュアンスを感じる。交通が再開して人の往来が増えたため、こういう発症者が増えていた。

輸入病例を断つため、中国政府は三月二十八日、外国人を対象に、有効な査証

（ビザ）や居留許可証を持っていても入国できないようにした。既に観光旅行など、ビザが免除される場合の入国は停止されていたが、これでビザがあってもなくても外国人は原則として入国できなくなってしまった。事実上の鎖国状態だ。

日本企業は四月の人事異動で中国に赴任できない人が続出した。また各国から中国に来ている駐在員の中にも、いったん本国に退避させた家族が中国に戻れなくなった人たちが大勢いた。

全人代、二カ月半遅れで開催

北京を含む全国で感染者の増加ペースが落ちたことを受け、五月二十二日、延期されていた全人代がようやく開幕した。例年なら三月五日に開幕するので、約二カ月半遅れだ。

本来なら約十日間の会期中、毎日いくつもの記者会見や公開会議などがあり、記者は大忙しで人民大会堂やプレスセンターを飛び回る。だが感染予防のため、記者会見する政府幹部と記者たちは別の場所でモニターを通してやりとりする方式となった。会期も七日間に短縮された。公開される会議もほとんどなく、個別のインタビューもほぼできなくなった。

毎年、全人代の初日には、その年の経済成長率の目標が公表される。首相が全人代の開幕式で「政府活動報告」という施政方針演説をして、その中で数値目標を示すのだ。三月にその年の目標を公表するのでは遅いような気もするが、中国は毎年一～二月の間で時期が変動する春節（旧正月）の連休が終わらないと社会、経済活動が本格化しないから、ちょうど良いともいえる。

過去を振り返ると、少なくとも一九八八年以降は毎年、経済成長率目標を掲げており、二〇〇五～二〇一一年は毎年八・〇％という目標を掲げていた。このころは「保八《パオパー》」といわれ、社会に十分な雇用が生まれるためには八％程度の成長率を保たねばならないといわれていた。その後、成長が鈍化するにつれ政府も実態に合わせて目標を段階的に引き下げ、二〇一九年は「六・〇～六・五％」という幅のある目標にした。米中貿易摩擦の激化などで不確定要素が大きかったからだ。「保八《パオパー》」の時代は終わり、「保六《パオリウ》」といわれた。

だが新型ウィルスの衝撃を受けた二〇二〇年の経済の「不確定」ぶりは前代未聞のレベルだ。一～三月期の経済成長率が前年同期比マイナス六・八％と、歴史的な低水準に落ち込んだことは第五章で触れた。最初の三カ月がマイナスというスタートになり、年間でプラスに盛り返すことはできるのか。政府としてはマイナス成長を目標に掲げるわけにはいかない。二〇二〇年までの「第十三次五カ年計画」という国の長期計画で、「GDPの額を二〇二〇年には二〇一〇年と比べて倍にする」という目標を掲げていたからだ。

専門家の計算によると、この目標を達成するには、二〇二〇年の年間の成長率を五・八％程度確保しなければならない。つまり「六％」という年間目標を立てれば、五カ年計画の目標も達成できる。

だが新型ウィルスで経済活動がほぼ止まったことを考えれば「保六」を望むことができないのは誰の目にも明らかだった。四月ごろから、中国人民銀行（中央銀行）金融政策委員会のメンバーなど、当局側の人たちですら公然と、「成長目標を掲げるのは現実的ではない」との立場を示し始めた。

結局、五月二十二日午前、李克強首相が人民大会堂で読み上げた政府活動報告に、経済成長率目標は盛り込まれなかった。習近平国家主席は同日午後の全人代での会議で、「もし新型ウィルス感染症がなければ、目標は六％前後にしていただろう」と発言している。

代わりに李氏が強調したのは、①雇用、②国民の生活、③企業などの市場主体、④食糧・エネルギー、⑤サプライチェーン、⑥末端行政という六つの要素の保障だった。李氏はこれを「六保《リウパオ》」という言葉でまとめた。「保六」から「六保」へ。経済成長はひとまず置いて、最低限の雇用などを保障する方針に転換した。

アクセルとブレーキの調整

ではどうやって「六保」を実現するのか。李克強首相は政府活動報告で、財政出動を強化して経済を支える方針を示した。二〇二〇年の財政赤字の金額を二〇一九年と比べ一兆元（約十五兆円）増やすほか、感染症対策の特別国債も一兆元発行。合わせて二兆元を全て地方の末端の経済対策に回し、企業や国民が恩恵を受けるようにする。地方でインフラ建設の資金を調達するための特別債も前年と比べ一兆六千億元多く発行する。政府主導の投資という、即効性のある対策を打ち出したのだ。また減税などで企業の負担を年間二兆五千億元、軽減させるとも説明した。

問題は中小企業の経営難や、消費の落ち込みにどう対処するかだ。北京の中心部でも三ヵ月以上にわたって営業再開できない飲食店が珍しくなかった。収入がない中で閉業する店も増加していた。そこで政府は、店舗の賃料を減免する措置を打ち出す。都市部では国有企業が保有しているビルが多い。こうしたビルで、賃料を免除したのだ。この措置でかなりの数の個人事業主が救済されたといわれている。

中国では国有企業があらゆる業種で幅をきかせているから、賃料の減免以外にも、国有企業が損失をかぶる形で、民間を支援したとみられている。

一方、消費を直接刺激するため、各地の地方政府は、買い物や飲食での支払い額の一部を還元する「消費券」の配布を始めた。北京や上海ではそれぞれ日本円換算で二千億円規模を発行。中国ではスマートフォン決済が一般的なので、実際にはスマホでの操作を通じて、消費者に配布された。

ただ共産党・政府は、これだけ経済に打撃を受けつつも、大規模な景気刺激策に一気にかじを切ることには二の足を踏んだ。

党の中堅幹部に「日本では国民に一律十万円を配ることになった。中国も同様の対策を打ってはどうか」と聞いたところ、「そんなことをしたら、ここ数年のわれわれの取り組みは台無しになる。絶対にやるべきではない」と即答した。第五章で触れた通り、中国は二〇〇八年のリーマン・ショック後の大規模景気対策が過剰投資を招き、企業や地方政府の債務が拡大した。政府はこの「負の遺産」を処理しようと、経済成長は保ちつつ過剰な投資や生産は抑えるという、アクセルとブレーキの微妙な調整に苦心してきたのだ。

李氏も全人代閉幕後の記者会見で「これまで同様、われわれは水をじゃぶじゃぶにするような〝ばらまき〟型の景気対策はしない。たしかに特殊な時期には特殊な政策が必要だ。十分な水がなければ魚は生きていけない。しかし水があふれればバブルになる。必要な場所だけにターゲットを絞った対策が必要だ」と、経済運営の難しさを吐露した。

続いていた「中国製造2025」

「製造業は国家の経済の命脈だ」。新型ウイルス感染症の拡大の勢いが鈍ったとみるや、習近平氏は四月下旬、陝西省を訪れハイテク工場などを視察。第五世代（5G）移動通信システムや人工知能（AI）への投資拡大を呼び掛け、「質の高い経済発展に向けて大きく歩み出す」と全国に向けてハッパを掛けた。

新型ウイルスの拡大で米国経済にも影響が広がる中、「コロナ後」も続く米中の長期的なハイテク覇権争いを制するため、一刻も早く態勢を立て直し、米国を出し抜く必要があると判断したのだ。

習氏のハイテク工場視察と同じころ、米国が目の敵にしてきた中国のハイテク発展戦略「中国製造2025《メードインチャイナ》」の、新たなプロジェクトが水面下で始動した。「中国製造2025を確実に実行するため、国家として基礎技術と核心部品の研究開発プロジェクトをスタートさせる」。中国科学技術省が、全国の研究機関や企業を対象に、最先端技術の新規研究案件を募り始めたのだ。審査を経て選定した事業に国が巨額の資金援助をする計画だ。

　科学技術省の通知は、具体的な研究課題を列挙した。工場でビッグデータや5Gを活用して生産効率を向上させる技術の研究などに対し、二〇二〇年だけで計七億元を支出し、一部は兵器生産に応用するとした。航空・宇宙、自動車、鉄道、原発で使う精密部品などの研究にも計五億元を拠出する。衝撃的なのは、最先端のロボット研究も盛り込まれたことだ。「知識と任務、感情を融合した人型ロボット」を研究するほか、5Gで通信しながら自ら状況を判断して編隊行動するロボットの開発も含まれた。軍事転用の意図がうかがわれる。

「中国製造2025」は二〇一五年に中国政府が発表し、二〇一八年までは毎年、全人代初日の政府活動報告にも盛り込まれ、中国のハイテク強化を象徴する戦略だった。だがトランプ米政権は補助金などによる行き過ぎた国内産業保護の象徴とみなして猛反発。米中貿易摩擦が激化する中、習指導部は米国を刺激するのは得策ではないと判断し、表向きの言及を避けるようになっていた。二〇一九、二〇年は政府活動報告でも言及していない。だが習指導部としては、米国との競争に備える意味でも、同戦略を放棄する選択肢などあり得なかった。

それどころか、第五章でも触れた新型ウイルスによる製造業のサプライチェーンの分断は、「中国製造2025」の重要性をさらに高めていた。中国からの部品が届かないため日本の自動車工場が生産停止を迫られたのと同様に、危機は中国でも起きていた。新型ウイルスで人工呼吸器の需要が急速に高まった際、中国は欧州から重要部品が届かず、フル生産することができなかった。

そもそも近年、中国は米国による華為《ファーウェイ》技術に対する制裁で米国産ハイテク部品の供給を止められて大打撃を受けた苦い経験があり、サプライチェーンの確保には神経をとがらせていた。新型ウイルスはその危機感をさらに高める結果になった。中国は表向き、国際的なサプライチェーンを維持するべきだと主張している。だが米中の経済関係が分断される「デカップリング」の可能性も取り沙汰される中、ハイテク製品の心臓部に当たる半導体などの自国生産体制の構築を急ぎ始めた。

「正常に、秩序だって生産を進めている。従業員の中に感染者もいない。新型ウイルスの影響は最低限に抑える」。中国の経済紙によると、武漢が封鎖され市民の外出や企業活動、店舗の営業がほぼストップする中、武漢市内のハイテク経済特区の一角で、長江存儲科技《メモリー・テクノロジーズ》の工場は稼働し続けていた。生産しているのはデータ保存に使われるNAND型フラッシュメモリーだ。

同社は北京にある名門校、清華大学傘下にある国策企業で、武漢の工場は「国家メモリー基地プロジェクト」に位置付けられている。同社は六月下旬、武漢でこの工場の大規模な拡張工事に着手。湖北省の王暁東省長は着工式に出席し、「産業の航空母艦として発展させる」と力を込めた。ハイテク部品を自前で生産する体制整備が、武漢で動き始めた。

ウイルス第二波の恐怖

全人代も終了し、六月に入ると北京でも地下鉄の乗客が明らかに増え始め、ちょっとしたラッシュもみられるようになった。マスクの着用率は、一〇〇%に近い。昼時にオフィス街を歩くと、ほぼ全員がマスクを着けてランチはどこで食べようかと歩き回っている。

それどころか、半径五〇メートル以内に誰もいないような早朝の公園で散歩している人や、人けのない夜道を自転車で走っている人もマスクをしている。本当に必要かどうかよりも、とにかく外出するときはマスクを着けるという習慣が定着し始めたようだった。

レストランで会食する際は、料理をじか箸で突っつかず、取り箸を使うよう、政府がキャンペーンを始めた。国営テレビで取り箸を奨励するコマーシャルが流れる。中国では本来はそんなことは気にしない。同席者に自分の箸で料理を取り分けてあげることも多い。それが親密さの証しでもある。久々に中国人の友人と食事をすると、「こういう時節柄ですから、一応ね」と、きまり悪そうに笑いながら取り箸を使う場面が何度かあった。

こうした習慣の変化がどのぐらい功を奏したのかは分からないが、中国全土で着実に感染は収まっているようにみえた。だが各地で局地的な「第二波」が発生する。四月に入るとロシアと国境を接する黒竜江省でロシアから帰国した中国人の感染確認が相次ぎ、国境は封鎖。同省の一部地域は外出規制や企業活動の停止で、都市封鎖に近い状態になった。五月に入ると吉林省吉林市でも集団感染が発生。市外に出る人はウイルス検査の陰性証明が必要とされ、鉄道駅が封鎖、長距離バスも止められ、一部地域は事実上封鎖された。

北京の市場で集団感染

そして六月中旬、これまで厳格に感染対策を実施してきたはずの首都・北京を、第二波が襲った。市の南西部にある「北京新発地卸売市場」で集団感染が発生したのだ。北京最大の卸売市場だ。

地元メディアによると、北京での野菜と果物の供給シェアは九〇%、牛肉、羊肉は一五～二〇%に上る。市内の多くの食品、飲食店関係者が仕入れで出入りするほか、個人客も多いため、瞬く間に感染が広がった。六月十一～三十日までに三百二十六人の新規発症者が確認された。同時期に東京で判明した新規感染者と比べるとはるかに少ないのだが、北京市内は混乱が広がった。

当初は市場にあったノルウェー産の冷凍サーモンからウイルスが検出されたと報

道され、まるで感染源の扱いになったため、市内ではサーモンが一斉に廃棄される騒ぎになった。

　市場が閉鎖されれば野菜の供給が止まると心配した人たちは、買いだめに走った。私の自宅近くのビルの地下にあるスーパーも、連日、午前中に多くの客が詰め掛け、昼ごろには売り切れる商品が続出した。人が多いので逆にそれで感染するのではと恐ろしくなって店を出た。北京市政府は周辺の河北省から野菜を運ぶなどの対応を取った。

　新発地市場の周辺地域では、武漢と同じような社区ごとの外出制限が始まった。行こうと思っていた日本風居酒屋は、仕入れができなくなって営業を停止。週末に呼ばれていた美術展の開幕イベントも、前日になって中止の連絡が来た。

　さらに当局は市民に対する大規模なPCR検査も始めた。市内の食品市場や飲食店、スーパーの店員、宅配の配達員の全員に検査を義務付けた。また感染者が多い地域でも全ての住民を対象とした検査を実施した。

　次第に範囲を広げ、六月末には北京市の中心部も対象になり始め、私の周囲でも

「住んでいる社区から通知があって全員検査対象になった」という人が徐々に増えた。効率よく大量に検査するため、五人分や十人分の検体をまとめて検査し、もし陽性反応があれば、そのグループの一人一人を改めて検査して感染者を突き止める方式がとられた。受けた人は「検査結果の通知がなければ陰性」ということになる。市内のあちこちで臨時のテントが設けられ、検査を受ける人の行列がみられた。

ＰＣＲ検査を受けてみた

北京市から各地に感染が広がる事態を防ぐため、住民が市外に出ないよう規制する措置も、ついに始まった。市外に出るときは、直近七日間以内に受けたＰＣＲ検査で陰性だった証明がなければ、鉄道や航空機に乗れないことになった。条件付きの都市封鎖だ。政府関連の記者会見も、ＰＣＲ検査済でなければ出席できなくなった。

私はＰＣＲ検査を自発的に受けてみた。北京市が発表したリストによると、検査所は市内に百カ所以上あり、電話で予約できる。ほかにも民間の医療機関が検査を展開しており、中にはスマホのアプリで予約できるところもある。私はある民間医療機関のアプリを使い、まず当日予約が可能な検査所を探した。一時間刻みで時間を指定できる。予約できたらそのままスマホで支払いだ。二六〇元（約三九〇〇円）。市が指定する検査所なら百数十元で済むが、予約でいっぱいらしい。値段が高くてもすぐに検査できるほうがよかったので支払い、予約が完了した。簡単な問診票にもスマホで記入した。

指定の時間に行ってみると、ビルの駐車場を利用した屋外の検査所だった。室内より感染リスクが低いということなのだろう。受付に進むと六人しか並んでいない。ここ数日で検査所が急増したので、混雑が緩和されたようだった。

予約時にスマホで受信した予約番号の画面と、パスポートを見せて受付を済ませ、小さなプラスチックの容器をもらう。容器には数字が書いてあった。係員に「その数字が検査結果を受け取る際の番号だから、忘れないよう携帯で写真を撮っておいて」と言われた。すぐに別のテントに行って検査だ。全身を防護服で包んだ検査員が待ち構えている。パイプ椅子に座り、大きく口を開けると、長い綿棒で喉の奥から検体を採られ、「終わりました」と言われた。検査所に着いてから十分しかたっていなかった。

三日後、アプリに氏名や受け取り番号を入力すると、無事に「陰性」の結果が表示された。証明書をスマホでダウンロードする。検査日から七日間有効だ。これがあれば高速鉄道や飛行機に乗って北京市を出ることができる。だが残りの有効期間は四日間しかない。切れたらまた検査を受けなければならない。北京の第二波が過ぎ去れば、こうした手続きも必要なくなるだろう。でももしかしたら、その時々の感染状況に応じて規制が厳しくなったり緩くなったり、そんな日々がこの先ずっと続くのかもしれない。スマホの画面に表示された陰性証明を見ながら、そんな不安を感じていた。

エピローグ――再び武漢へ

七月最初の週末、再び湖北省武漢市を訪れた。武漢が封鎖される直前の一月十七日以来、約五カ月半ぶりの訪問だ。

武漢の空港に到着してタクシーに乗ると、車の窓が開けっ放しだった。雨が降っているのにそのまま高速道路に進入して速度を上げていく。後部座席の窓を閉めても、運転席や助手席の窓から雨が吹き込んでくる。後部座席が濡れ始めた。「一日中、窓を開けているのですか。雨が入ってくるんだけど」と言うと、運転手は「じゃあ、上の方だけ少し開けて、あとは空調で空気を回そう」と答えた。車内感染を防ぐつもりなのだろう。全部閉める気はないようだ。

「どちらから」と聞かれ、北京からだと告げると、「だいぶ感染者が出ているみたいだね。どうなってるの」と心配そうだ。六月中旬に北京の食品卸売市場で集団感染が発生し、発症者が市内で急増していた。いまや中国で最も危険なのは北京市だとみられている。「もうだいぶ収まりましたよ。昨日の新規の発症者は一人か二人じゃなかったかな」と言うと、「まだいるのか」と驚かれた。

湖北省政府によると、武漢を含む同省では五月中旬以降、新たな発症者は確認されていない。北京だって、ここ数日は、一日あたりの新規発症者は数人程度だ。だが中国当局が目指しているのは、各地で発症者をゼロにすることなのだ。

何度も求められる陰性証明

今朝は飛行機で武漢に移動してくるのも大変だった。北京から出ようとする人はPCR検査の陰性証明を提示するよう義務付けられていたが、ちょうど今日、七月四日に解除された。北京の新規発症者が減ってきたことを受けて、前日に突然、解除の発表があったのだ。せっかく検査を受けたのに、無駄だったかと思った。

だが北京の空港に来てみると、行き先によっては依然として陰性証明が必要だということが分かった。武漢行きもその一つで、飛行機に搭乗する際に提示を求められた。印刷した陰性証明を持参していたので問題なく乗れたが、それ以外にも搭乗前、機内、さらに到着後と、何度も各種申告が求められた。警戒レベルの高い地区には行っていないか、十四日以内に国外滞在歴がないか、集団感染が発生した市場に近づいてないか。そういったことを自己申告する書類に記入しなければならない。同様の申告をスマートフォンで入力するよう求められる場面もあった。きっと北京、武漢の各地方政府や航空会社、空港運営会社などが、それぞれ縦割りでチェックをしているのだろう。とても面倒だ。それでも飛行機が離陸した瞬間には、都市間を移動できるようになったことに感謝したい気持ちになった。

武漢への飛行時間が半分を過ぎたかと思ったころ、突然、客室乗務員が話し掛けてきた。「あなたは過去十四日以内に海外滞在歴がありますね。武漢に到着したら飛行機から降りずに、この席にとどまってください」と決め付けられた。中国政府は、海外から中国に入国した全員を即座に十四日間隔離する政策を続けていた。だが私はずっと北京にいたのだ。すぐに「そんなはずはない」と一言だけ反論した。

だが経験上、中国でこういうときに言い争っても無駄なことは分かっている。着陸したら機内に乗り込んでくる担当者に冷静に説明するしかない。当局は身分証代わりのパスポートの番号を頼りに、私が外国人記者だということもオンラインで把握しているはずだ。もしかしたら武漢で何かあって取材規制が突然敷かれたのかもしれない。面倒なことにならなければいいがと不安になった。

武漢の空港に着陸すると、機内に残されたのは四人だった。みんな外国人のようだ。特に問い詰められることもなく、「過去三十日以内に海外滞在歴はありません。もし事実ではない場合、一切の法的責任を負います」と書いてある書面にサインすると、あっけなく解放された。他にも外国人とみられる乗客はたくさんいたのだが、ノーチェックで降りていた。ひょっとすると何かノルマのようなものがあって、一定人数を適当に選んでサインさせているのかもしれないと感じた。

ホテルのチェックイン時にも陰性証明の提示を求められ、北京のどこから来たのかを問われた。二日間の武漢滞在中、北京から来たと相手に告げると、必ず心配された。複雑な表情をする人もいる。大きな犠牲を払いながら武漢で「発症者ゼロ」

を成し遂げたのに、よそから感染を持ち込まれてはたまらないだろう。雑談の流れをPCR検査の話題に持っていって、「これが僕の陰性証明なんですけどね」と証明書を見せて、相手を安心させることもあった。

夕食で利用した湖北料理のレストランは、土曜日ということもあって大勢の家族連れなどでほぼ満席だった。それぞれの円卓で、マスクを外した人々が話に花を咲かせている。走り回って注意される子どもたちもいてにぎやかだ。同席した武漢在住の知人は、「もともと人気店だったけど、飲食店でこんなに熱気があるのは久しぶりに見た気がする」と感慨深げだった。そういえば、昼間入った大きなコーヒー店も、客の入りは八割といったところで、店員は忙しそうに注文をさばいていた。四月八日に封鎖が解除されて以降、少しずつ市民生活が元に戻りつつあるようだった。

封鎖下の暮らし

一般市民は封鎖下の武漢で、どんな風に暮らしていたのだろう。武漢中心部に住む男性会社員にあらためて聞いてみた。

「はじめは封鎖なんて一週間か十日ぐらいで終わると思っていた。家でゲームでもしていれば過ぎ去るだろうという気持ちだった。ちょうど春節（旧正月）の連休だったから、食料も家にたくさんあった。春節は毎年、親戚や友人を家に呼んだり、逆に呼ばれて行ったり、連日のように誰かの家で宴会があるから、たいていの家では大量の食料を買い込む。肉なんかは、半月ぐらいは困らなかった」

「そのうち小区の出入りの管理がどんどん厳しくなって、全く出掛けられなくなった。インターネット通販の共同購入やボランティアによる配達が始まって、なんとか食いつないだ。普段、武漢で流通している野菜は湖北省産が多いが、省内の物流がストップしたので山東省など遠いところから運んでくるようになった。これが湖北省の野菜と全く味が違う。ぜいたくは言えないが、正直言ってこういうことがこたえた。結局は二カ月ぐらい、家から出なかった」

私は「武漢が〝解封〟されたときはどんな気持ちでしたか」と尋ねた。「解封」は「封鎖解除」を意味する略語だ。国営メディアもよく使っている。男性は「僕たちはあまり〝解封〟という言葉は使わない。何かが終わったという感覚はなくて、警戒レベルが下がっただけだと思っている」と話した。仕事でも、全国の取引先にいつでもすぐに会いに行けるわけではない。再流行の懸念も消えていない。

欧米ではどうしてあれほど感染者が増えたのだろうという点に話が及ぶと、「文化の違いだと思う」と答えた。

「欧米の人は個人主義でしょう。自分の行動が制限されることにすごく抵抗があるらしい。だけど中国人は全体や集団を優先させる。あなたたち日本人もそうじゃないですか。アジアはそういう傾向が強いのかもしれない。個人の自由が制限されても耐えられる。私は武漢を封鎖したのは正しい判断だったと思う」と話した。

「もしまた新型ウイルスが流行して武漢が封鎖されても平気なのか」と聞いた。すると、「もちろんだよ。ワクチンもないんだし、このやり方以外にない。今度はもっと食料を買いだめして迎え撃つよ」と笑った。

動き始めたターミナル駅

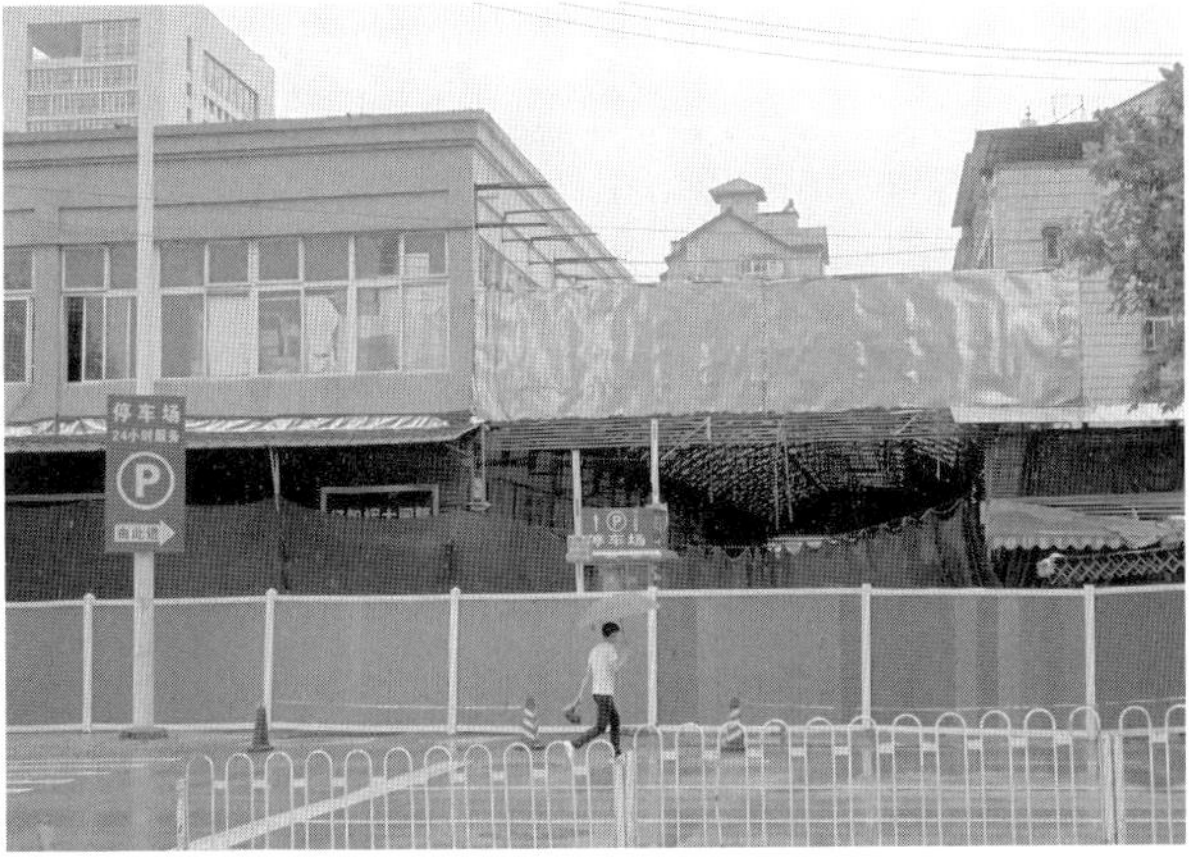

看板の文字が外された華南海鮮卸売市場（2020年7月5日、著者撮影）

翌日、「華南海鮮卸売市場」を訪れた。流行初期に大勢の発症者が確認された、あの市場だ。敷地全体が背の高い青い壁に囲われて封鎖されていた。背伸びしても中は見えない。監視カメラが通行人ににらみをきかせている。門に掲げてあった「武漢華南海鮮卸売市場」という看板の文字はなくなり、銀色の鉄板のようなものになっている。周辺の食堂の中には閉店したところもあり、いくつか空き店舗になっていた。不景気な雰囲気が漂っている。Tシャツを売る店の男性は、売れ行きが振るわないのか、「二十元（約三百円）にしとくよ」としつこく声を掛けてくる。

前回来たときに買い物をした小さな薬局は営業していた。中に入るとマスクや消毒液が山積みになっていた。需要はあるだろう。道行く人たちはみんなマスクをしている。アルコール成分を含んだポケットティッシュはないかと聞くと、百枚ぐらい入っていそうな家庭用の大きなものを指さして、それしかないという。「たくさん入っている方がお得だよ。どんどん使うからすぐなくなるでしょう。みんなそれを買ってくよ」と薦める。そんなに大きいものは要らないので、苦笑いしながら断って、店を出た。

雨が降ったりやんだりしている。蒸し暑いのでマスクがうっとうしいが、それでもみんな着用している。ある男性市民に「武漢が封鎖される前の一月中旬ごろは、マスクをする人は少なかったですよね」と聞くと、「あのころは正しい対応が分からなかった。武漢が最初の流行地だったから私たち武漢市民にはお手本がなかった。仕方がないよ。いまではマスクを着けないと、まるで服を着ないで出掛けるような感じがするけどね」と話した。

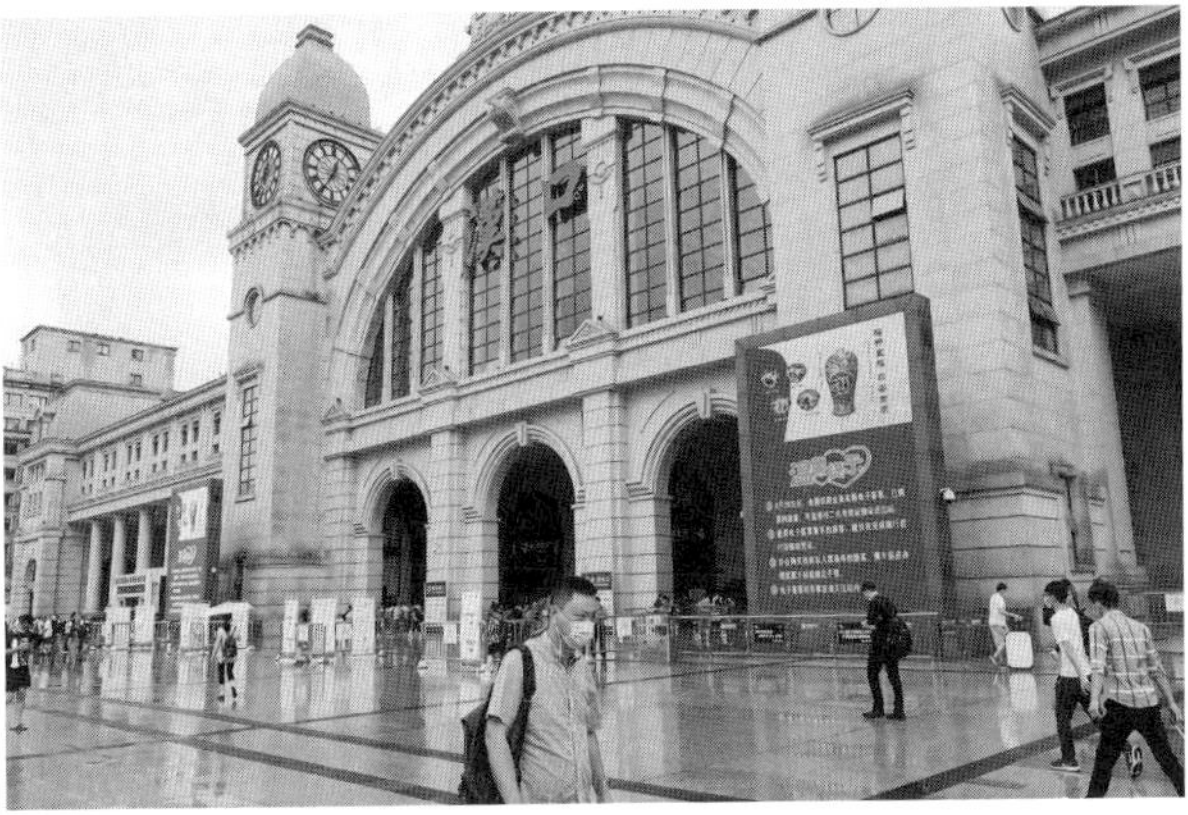

漢口駅前を行きかう人たち（2020年７月５日、著者撮影）

雨にズボンを濡らしながら十分ほど歩くと漢口駅に着いた。武漢が封鎖された朝、武装警察が出動して入り口を閉鎖したターミナル駅だ。荷物を持った人たちが、入り口に吸い込まれるように次々に駅舎に入っていく。あの日、「市民は武漢を離れてはならない」と封鎖を告げる通知を表示していた大きなスクリーンには、「六月二十日から全国で電子チケットが全面実施されました。身分証で入場してください」と表示されている。オンラインや店頭で切符を買うときに身分証の番号を登録するので、改札口では身分証をかざすだけで列車に乗れる。さらに、スマートフォンで「健康コード」を提示するように求める看板も出ていた。国民の健康状態と移動情報を国家がほぼリアルタイムで把握するシステムの整備が加速している。

そういえば昨日、また武漢が封鎖されても平気だと語っていた男性会社員は、もうすぐ奥さんが出産する予定だと話していた。「子どもにはなるべく早く、武漢以外のいろいろな場所も見せてやりたい。一歳になったらさっそく国内旅行から始めますよ」と目を輝かせていた。この駅から旅立つのだろうか。それとも飛行機か。その子が大人になったころに見る中国や世界はどんな社会になっているのだろう。私もぜひ見届けようと思いつつ、駅前広場を離れ、北京に帰るためタクシーで空港に向かった。

あとがき

新型コロナウイルス感染症は世界中で多くの人々の命を奪い、社会のあり方も変えようとしている。歴史的なうねりが起きていることは間違いない。一方、中国で見たり聞いたりしたことを、日々の忙しさの中でそのうち忘れてしまいそうな予感もあった。記憶が鮮明なうちにまとめたい。そうすれば新型ウイルスの問題を考えるための材料を、世の中に提供することもできる。そう考えて本書を執筆した。事態は進行中で、まだ判明していないことが多い。将来の読者が見れば、「あのときはこんなことを言っていたのか」と的外れな印象を受ける部分もあるだろう。そうした「ずれ」も、記録として意味があると考え、なるべく急いで書くことにした。

この本には、共同通信社中国総局（北京）や上海支局の同僚記者たちが取材して出稿した内容も反映させているが、文責は筆者である私が負うことを明記しておく。

共同通信社は国内外の新聞社や放送局に記事や写真を送る、いわばニュースの卸問屋だ。同僚たちは日本の中国報道をリードするエキスパートとして、困難な環境の中で報道に携わっている。一緒に働けることを誇りに思う。

社会のあらゆる場面で「移動の自由」が大きく制限されるようになっている。行きたいところに行けない状況は当分続くだろう。特に国境を越える移動は難しい。私の妻は、正月を日本で過ごすために一時帰国していたが、そのまま北京に戻れなくなってしまった。いつ再会できるかは分からない。この本は彼女のように政治や経済、国際情勢に特段詳しくない人にも分かりやすいように書いたつもりだが、うまく伝わっただろうか。

今回、縁があって平凡社新書の金澤智之編集長のお世話になった。私の執筆は遅れがちだったが、常に辛抱強く待っていただいた。心から感謝を申し上げたい。

二〇二〇年七月

早川真

【著者】
早川真（はやかわ まこと）
1970年大阪府枚方市生まれ。95年、東京外国語大学外国語学部中国語学科を卒業し、共同通信社に記者として入社。福岡支社、高知支局、盛岡支局、仙台支社で事件・事故や地方自治の取材を担当。2004年から経済記者として、大阪支社で家電業界、本社（東京）で資本市場や食品業界、名古屋支社で自動車業界を担当。2010年から5年間、上海支局、中国総局（北京）で中国経済を担当。本社の外国経済担当デスクを経て、18年に再び北京に赴任。中国総局デスク兼記者として中国関連のニュース全般を担当。本書が初めての著作となる。

平凡社新書946

ドキュメント武漢
新型コロナウイルス 封鎖都市で何が起きていたか

発行日――2020年8月4日　初版第1刷

著者――早川真
発行者――下中美都
発行所――株式会社平凡社
東京都千代田区神田神保町3-29　〒101-0051
電話　東京（03）3230-6580［編集］
東京（03）3230-6573［営業］
振替　00180-0-29639
印刷・製本―図書印刷株式会社
装幀――菊地信義

ISBN978-4-582-85946-1
NDC分類番号493.87　新書判（17.2cm）　総ページ216
平凡社ホームページ　https://www.heibonsha.co.jp/

平凡社新書　好評既刊！

818 **日本会議の正体**
青木理
憲法改正などを掲げて運動を展開する〝草の根右派組織〟の実像を炙り出す。

845 **中国人の本音** 日本をこう見ている
工藤哲
5年にわたって北京に滞在した特派員が民衆の対日感情に肉薄したルポ。

855 **ルポ　隠された中国** 習近平「一強体制」の足元
金順姫
権力集中の足元で何が起きているか。朝日新聞記者が知られざる大国の姿を描く。

870 **テレビに映らない北朝鮮**
鴨下ひろみ
不機嫌な独裁者は何を見据えているか。長年の取材をもとに描くこの国の断層。

885 **日航機123便墜落　最後の証言**
堀越豊裕
撃墜は果たしてあったのか。日米双方への徹底取材によって、論争に終止符を打つ。

900 **麦酒《ビール》とテポドン** 経済から読み解く北朝鮮
文聖姫
押し寄せる市場経済化の中で何が起きているか。現地取材による稀有な経済ルポ。

917 **韓国　内なる分断** 葛藤する政治、疲弊する国民
池畑修平
隣国が抱える内憂の実態。NHK前ソウル支局長がその深層に迫ったルポ。

921 **黒い同盟　米国、サウジアラビア、イスラエル** 「反イラン枢軸」の暗部
宮田律
イランを包囲する「非神聖同盟」。その特殊な関係性の内実を読み解く。

新刊書評等のニュース、全点の目次まで入った詳細目録、オンラインショップなど充実の平凡社新書ホームページを開設しています。平凡社ホームページ https://www.heibonsha.co.jp/からお入りください。